"十二五"国家重点图书
住院医师查房医嘱手册丛书

实用胸外科查房医嘱手册

主　　编　龚　民
副主编　田　锋
编者名单　常　栋　高　志
　　　　　龚　民　田　锋

北京大学医学出版社

SHIYONG XIONGWAIKE CHAFANG YIZHU SHOUCE

图书在版编目（CIP）数据

实用胸外科查房医嘱手册/龚民主编．—北京：北京大学医学出版社，2012.3
（住院医师查房医嘱手册丛书）
ISBN 978-7-5659-0311-3

Ⅰ.①实… Ⅱ.①龚… Ⅲ.①胸外科学－手册 Ⅳ.①R655-62

中国版本图书馆 CIP 数据核字（2011）第 254482 号

实用胸外科查房医嘱手册

主　　编：龚　民
出版发行：北京大学医学出版社（电话：010-82802230）
地　　址：（100191）北京市海淀区学院路 38 号　北京大学医学部院内
网　　址：http://www.pumpress.com.cn
E - mail：booksale@bjmu.edu.cn
印　　刷：北京瑞达方舟印务有限公司
经　　销：新华书店
责任编辑：仲西瑶　　**责任校对：**金彤文　　**责任印制：**张京生
开　　本：889mm×1194mm　1/32　**印张：**4.5　**字数：**126 千字
版　　次：2012 年 3 月第 1 版　2012 年 3 月第 1 次印刷
书　　号：ISBN 978-7-5659-0311-3
定　　价：18.00 元

版权所有，违者必究
（凡属质量问题请与本社发行部联系退换）

《住院医师查房医嘱手册丛书》编委会

丛书主编 王　宇　首都医科大学附属北京友谊医院外科主任医师、教授，首都医科大学普通外科学系副主任，北京市消化疾病中心首席外科专家，首都医科大学附属北京友谊医院专家委员会委员

　　　　　　张淑文　首都医科大学附属北京友谊医院感染暨急救医学内科主任医师、教授、博士生导师，首都医科大学中西医结合系秘书长，中国中西医结合急救委员会副主任委员

编　　委（按姓氏汉语拼音排序）：
段　婷　段美丽　龚　民　洪　旭
靳家玉　李　昂　李虹伟　蔺　莉
刘　藏　刘文虎　屈　翔　田　野
童笑梅　王　红　王　薇　王　昭
王炳强　王浩彦　王宁宇　杨传瑞
张澍田　张忠涛

编写秘书：王海曼　刘　庚

主编简介

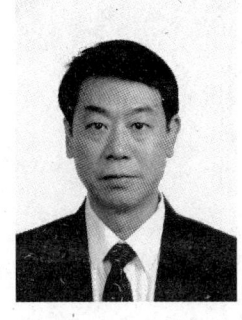

龚民，男，54岁，主任医师，教授。现任首都医科大学附属北京友谊医院胸外科主任。自1985年开始一直在北京友谊医院胸心血管外科从事临床医疗工作。在全国著名胸外科专家王天佑教授的指导下，经过多年的临床实践，在肺癌、食管癌、纵隔肿瘤等胸部肿瘤外科及肺、食管、气管良性疾病外科方面积累了一定的临床经验。2000—2001年曾在美国耶鲁大学医学院 New Haven Hospital 胸心外科研修1年。回国后积极开展胸部小切口开胸和胸腔镜、纵隔镜等微创外科手术。发表学术论文20余篇。现兼任北京医师协会胸外科专家委员会副主任委员、中国医师协会胸外科分会办公室主任、北京医学会胸外科专业委员会委员。

序

临床医学是实践性、技能性很强的学科，临床医师的成长不仅要有广博的知识，而且要有扎实熟练的临床能力。住院医师培训是临床医师提高诊断和治疗能力的必需阶段，也是临床医学人才成长的特有阶段。我国不同层次医疗机构的临床医生的实际工作能力差距较大，其原因与我国缺乏完善的住院医师培养体系制度及相关教材有重要的关系。故建立和完善符合我国国情的住院医师培养制度，编纂适用于住院医师的教材是提高临床医师素质、保障医疗质量的根本措施，也是实现医疗卫生事业可持续发展的根本保证。本手册即以此为主要目的，希望对住院医师的培训、基础知识及技能的掌握起到抛砖引玉的作用。

本套丛书包括消化科、心内科、肾内科、血液科、呼吸科、内分泌科、风湿科、感染科、重症医学科、骨科、普通外科、泌尿外科、神经外科、胸外科、心脏外科、妇产科、眼科、耳鼻喉科、口腔科等各临床学科；各科内容均介绍常见病及多发病。对每种疾病的介绍，均有两大部分：其一为疾病的临床分析、诊断及相关医嘱的处理，其二为具体病例分析及相关问题解答。本书的特色有二：首先阅读对象比较特殊，主要针对刚刚涉入临床的住院医师；其次能够做到充分立足临床，不仅介绍疾病本身，而且涉及疾病的临床分析与实际的医嘱处理。本套丛书可作为住院医师在全方位学习基础知识与理论，以及在轮转过程中具有实用价值信息的独立资料来源。

丛书中医嘱部分采用了临床常用的缩写，说明如下：

im，肌内注射；iv，静脉注射；ih，皮下注射；iv gtt，静脉滴注；po，口服；prn，必要时；sos，需要时（限用1次）；st，立即执行1次；qd，每日1次；bid，每日2次；qid，每日4次；q6h，每6小时1次；qn，每晚；tid，每日3次；qod，隔日1次。

本书在编写的过程中,各科均参考大量文献资料,又结合本单位的临床经验,尽量做到简明扼要又紧扣临床。但由于水平有限,难免会出现漏洞及不尽如人意之处,敬请读者批评与指正。

王 宇 张淑文

前 言

胸外科是外科领域的重要组成部分。近年来,随着科学技术的快速发展和医学科技的不断进步,胸部疾病在诊断、治疗、预防和科研等方面均取得了长足的进步。

老一辈的胸外科医生根据多年积累的丰富的临床经验,曾撰写过很多有关胸外科专业的论著或书籍,对胸外科医生专业水平的提高发挥了极为重要的作用,但是刚刚步入胸外科临床的年轻住院医师,也同样需要一本精炼、实用、方便快捷查询的指导手册,以利于尽快承担起繁重的临床医疗任务。基于此种考虑,在全国知名外科专家王宇教授的指导下,我们参与编写了《住院医师查房医嘱手册丛书》的胸外科部分。

参加本书编写的胸外科医生,学习并查阅了大量具有权威性的胸外科书籍,分析国内外胸外科发展趋势,结合个人工作经验,尽可能系统地讲述胸外科住院医师在查房时需要关注的重点,如何做病情分析,针对不同的病症如何选择重点查体及治疗原则等,在诸多方面都给予了概述。此外,在正确诊断和防止误诊、漏诊方面也有必要的提示。本书力求重点突出,简单明了,容易记忆,便于实际操作。

期望本书能为刚从事胸外科临床工作的住院医师提供有利帮助。由于作者水平有限,书中章节难免存在遗漏和错误之处,诚望同行批评指正。

龚 民

目 录

第1章 胸部损伤 ······ 1
 第一节 肋骨骨折 ······ 1
 第二节 外伤性气胸 ······ 4
 第三节 外伤性血胸 ······ 10
 第四节 肺损伤 ······ 14
 第五节 心脏损伤 ······ 19

第2章 胸壁及胸膜疾病 ······ 24
 第一节 先天性胸壁畸形 ······ 24
  漏斗胸 ······ 24
  鸡胸 ······ 27
 第二节 胸壁结核 ······ 32
 第三节 胸壁肿瘤 ······ 37
 第四节 脓 胸 ······ 44
 第五节 胸膜肿瘤 ······ 50
  胸膜纤维瘤 ······ 50
  弥漫性恶性胸膜间皮瘤 ······ 52

第3章 肺部疾病 ······ 57
 第一节 肺大疱 ······ 57
 第二节 肺脓肿 ······ 62
 第三节 支气管扩张 ······ 68
 第四节 肺癌 ······ 73
 第五节 肺结核的外科治疗 ······ 83

第4章 食管疾病 ······ 90
 第一节 食管憩室 ······ 90

第二节　食管平滑肌瘤 …………………………………… 96
　　第三节　贲门失弛缓症 …………………………………… 101
　　第四节　食管癌 …………………………………………… 108
第5章　纵隔疾病 ………………………………………………… 119

第1章

胸部损伤

第一节 肋骨骨折

概述

肋骨骨折是最常见的胸部外伤性疾病，第4～7肋骨最易发生骨折，比较严重的是多根多处肋骨骨折。发生多根多处肋骨骨折时，局部胸壁失去完整肋骨支撑而软化，出现反常呼吸运动，即吸气时软化区胸壁内陷、呼气时外突，又称为连枷胸。

入院评估

一、病史询问要点

1. 是否有明确的胸部外伤史。
2. 胸痛、呼吸困难等临床症状，胸痛以深呼吸、咳嗽或变换体位时加剧。

二、体格检查要点

局部可见到软组织挫伤的征象如肿胀、皮下出血等。胸壁可有畸形，局部明显压痛，挤压胸部疼痛加重，可有骨擦感（音）。发生连枷胸时，可见到反常呼吸运动。

三、门诊资料分析

肋骨骨折从轻到重可以分为闭合性单处肋骨骨折、闭合性多根多处肋骨骨折和开放性肋骨骨折，其治疗方案、病程进展各有不同。对于入院的肋骨骨折患者，多数已经过X线胸片、CT等检查确诊，需要住院治疗的大都是多根多处肋骨骨折或怀疑合并胸腔内部脏器损伤的重症患者。

四、继续检查项目

1. 胸部X线检查 通常需要正、侧位拍片，可以显示肋骨骨折断裂线和断端错位，还能提示是否合并血胸、气胸、皮下气肿。
2. 胸部CT 可以提示是否合并胸内脏器损伤，如肺挫伤等。

五、门诊医嘱
1. 固定胸廓。
2. 消炎镇痛药物，如：布洛芬胶囊 0.3g，bid，po，共 7 天。
3. 局部外用药物，如：双氯芬酸二乙胺乳胶剂。
4. 随访：定期复查 X 线胸片。

病情分析

一、初步诊断

诊断依赖于明确的胸部外伤史、胸部 X 线或 CT 检查结果。但是必须注意动态变化，密切观察患者的呼吸、血压等基本生命体征。严重的肋骨骨折特别是多根多处肋骨骨折临床表现复杂多变，容易漏诊其并发症，原因是：（1）肋骨骨折有可能会引起迟发性胸部内脏损伤（迟发性血气胸）；（2）肋骨骨折作为复合性外伤的一部分，可能会掩盖合并的上腹部脏器损伤。

二、临床类型

肋骨骨折从轻到重可以分为闭合性单处肋骨骨折、闭合性多根多处肋骨骨折和开放性肋骨骨折三类。

治疗计划

一、治疗原则

肋骨骨折的总体治疗原则是镇痛、固定胸廓并防止并发症。在镇痛的前提下，应该鼓励患者咳嗽排痰，防止因呼吸道分泌物潴留导致的肺部感染等并发症。

二、治疗方法

1. 采用宽胶布条、多带头胸带或者弹性胸带固定胸廓 适用于单处肋骨骨折、胸壁软化范围小而反常呼吸运动不严重的多根多处肋骨骨折患者。

2. 外牵引消除反常呼吸运动 适用于胸壁软化范围大、反常呼吸运动明显的连枷胸患者。方法是在体表用毛巾钳或者不锈钢丝，抓持住游离段肋骨，固定在牵引支架上。

3. 切开复位内固定 适用于开放性肋骨骨折、具备其他手术适应证而开胸手术时，用不锈钢丝固定肋骨断端。

三、住院医嘱

（一）长期医嘱

+ 胸外科护理常规
+ 二级护理
+ 普通饮食
+ 测血压、脉搏，q4h
+ 雾化吸入，bid
+ 间断吸氧

（二）临时医嘱
+ 血、尿、便常规
+ 生化、电解质
+ 血型
+ X线胸片

病程观察及处理

一、密切观察患者的基本生命体征

入院后动态监测呼吸、血压、血红蛋白等基本参数。一般而言，经过入院后初步处理，患者的呼吸困难、胸痛等症状会在2~3天内缓解。若持续不能缓解甚至加重，应该复查X线胸片，了解有无肺挫伤、迟发性血/气胸。一旦确诊，其处理参见下文相关章节。

二、关注其他复合性外伤

除了颅脑损伤以外，胸部外伤因为会导致患者的呼吸困难而最受重视，当呼吸困难问题基本解决后，就应该关注其他部位的复合性外伤（如四肢骨折、骨盆骨折等），请相关科室会诊协助进一步治疗。

出院小结

一、确定诊断

肋骨骨折的确诊并不困难，关键是判断是否合并胸部内脏损伤。最常见的是肺挫伤、血/气胸等。

二、预后评估

无论是保守治疗还是手术治疗，肋骨骨折预后良好，但是骨折完全愈合需要4~6周。

三、后续治疗

病情稳定后，可进行理疗及中医中药治疗。

四、出院医嘱

1. 合理休息，加强营养。
2. 呼吸功能锻炼。
3. 随访1~2个月。

病例教学

患者，男，30岁，被重物击伤右胸部，疼痛，呼吸困难。呼吸时右前胸壁有5cm×5cm大小区域与其他处胸壁运动方向相反，右侧呼吸音弱。

问题

1. 患者最可能的诊断是什么？局部胸壁运动方向与其他处相反的机制是什么？
2. 还需要完善哪些检查？
3. 应当采用那些恰当的治疗措施？

答案

1. 学习目的：了解常见的多发肋骨骨折及其引起反常呼吸运动的原理。

发生多根多处肋骨骨折时，局部胸壁失去完整肋骨支撑而软化，出现反常呼吸运动，即：吸气时软化区胸壁内陷，呼气时外突，又称为连枷胸。

2. 学习目的：列出疑似肋骨骨折患者的适当检查。

检查生命体征、胸部X线及胸部CT检查，主要目的是及时发现可能存在的外伤性血胸、气胸等并发症。

3. 学习目的：了解多发肋骨骨折的外科治疗原则。

单纯性多发肋骨骨折的治疗原则是镇痛、固定胸廓和防止并发症。及时消除反常呼吸运动。在镇痛的前提下，应该鼓励患者咳嗽排痰，防止因呼吸道分泌物潴留导致的肺部感染等并发症。

第二节 外伤性气胸

概述

因胸部外伤造成胸膜腔内积气，称为外伤性气胸。外伤性气胸的发生率很高，在胸部外伤中仅次于肋骨骨折，多数需要紧急处理。外伤性气胸多因胸部挤压伤、胸部锐器伤、肋骨骨折断端刺伤肺组织所致，更为严重的是气管、支气管和食管破裂所致。

入院评估

一、病史询问要点

1. 有明确的胸部外伤史，常合并肋骨骨折。

2. 患者出现明显胸闷、憋气等严重呼吸困难症状，可伴有口唇发绀、大汗淋漓，严重时患者可发生休克。

二、体格检查要点

1. 伤侧胸廓饱满，呼吸动度降低，叩诊呈鼓音，呼吸音减弱或消失。

2. 气管向健侧移位，颈静脉怒张，颈部和上胸部皮下气肿。

3. 开放性气胸时，伤侧胸壁可听到伴随气体进出胸腔的吸吮样声音。

三、门诊资料分析

对于受伤时间长且积气量少（肺压缩<30%）的闭合性气胸患者，无明显症状者，不需特殊处理，鼓励患者作膨肺动作，可以门诊观察、随访。一般积气可在1～2周内自行吸收。需要住院治疗的大都是有并发症（如肋骨骨折）、胸腔积气较多的重症患者。

四、继续检查项目

1. 胸部X线检查 通常需要正、侧位拍片，可以观察肺萎陷的程度，评估胸腔积气的量和严重程度，还能提示是否合并血胸、肋骨骨折。

2. 胸部CT 可以提示是合并胸内脏器损伤，如肺挫伤等。

3. 胸膜腔穿刺 可抽出气体，同时还可对抽出的液体做化验检查以明确性质。

五、门诊医嘱

1. 合理休息。

2. 严密观察：若呼吸困难、胸痛进行性加重，紧急就诊。

3. 随访：定期（3天）复查X线胸片。

病情分析

一、初步诊断

根据明确的胸部外伤史、患者呼吸困难的症状、胸腔积气和肺受压缩的体征以及胸部 X 线或 CT 检查结果，气胸诊断并不困难。

二、临床类型

外伤性气胸大体可以分为闭合性气胸、开放性气胸、张力性气胸三类。其中，开放性气胸和张力性气胸需要紧急处理，以挽救生命。

开放性气胸的急救处理要点为：采用无菌敷料迅速将开放性气胸转变为闭合性气胸。

张力性气胸（高压性气胸）的急救处理要点：采用粗针头穿刺胸膜腔减压，并外接单向活瓣装置。

治疗计划

一、治疗原则

气胸的总体治疗原则是排出胸腔积气，使受压缩的肺组织复张。在外伤性气胸的治疗过程中，胸腔闭式引流术是一项十分重要的操作和治疗措施。

二、治疗方法

1. 一般处理　吸氧，补液，补充血容量，纠正休克，应用抗生素预防感染，创口有污染者应用破伤风抗毒素等。

2. 胸腔闭式引流术

（1）适应证：①中、大量的闭合性气胸、开放性气胸、张力性气胸；②闭合性气胸经胸腔穿刺抽气后气胸增加者；③外伤性血胸；④拔除胸腔引流管后气胸或血胸复发者。

（2）穿刺位置：气胸在患侧前胸壁第二肋间锁骨中线处，血胸（血气胸）则选择在腋前线到腋后线的第 6 或第 7 肋间。

（3）麻醉：局部浸润麻醉。麻醉过程中，可用注射器抽吸有正压气体溢出，证实为气胸。

（4）方法：沿下位肋骨的上缘，切开皮肤、浅筋膜，采用穿刺套管穿刺（或者采用弯血管钳钝性分离）进入胸膜腔，置入带侧孔的胸腔引流管，缝合固定引流管，外接闭式引流装置。

（5）拔除胸腔引流管指征：①胸腔引流管无气体排出、持续 24h 以上；②胸腔引流管液体排出量小于 100ml/d；③引流侧肺膨胀良好（临床体检和 X 线胸片证实）。

3. 开胸探查手术　胸部外伤，需要紧急开胸探查手术的指征：①胸膜腔内进行性出血；②严重肺挫裂伤或气管、支气管损伤；③心脏、大血管损伤；④食管破裂；⑤胸腹联合伤；⑥胸壁大块缺损；⑦胸内存留较大的异物。

因此，对于外伤性气胸，行胸腔闭式引流后，如果引流管不断排出大量气体，要考虑可能为气管或支气管断裂，需要行急诊开胸探查手术。

三、住院医嘱

（一）长期医嘱

+ 胸外科护理常规
+ 二级护理
+ 普通饮食
+ 测血压、脉搏，q4h
+ 雾化吸入，bid
+ 间断吸氧

（二）临时医嘱

+ 血、尿、便常规
+ PT、APTT
+ 生化 25 项
+ 血电解质
+ 输血前 8 项检查
+ X 线胸部摄片
+ 心电图
+ B 超检查
+ 与家属谈话并签字
+ 急诊局部麻醉下行胸腔穿刺引流术
+ 术前 12h 禁食、4h 禁饮
+ 青霉素皮试

术后观察及处理

一、一般处理

1. 监测生命体征。
2. 体位　高枕卧位或半坐位，便于胸腔积液和积气的排出。

3. 吸氧 吸氧能改善大脑缺氧，减轻呼吸困难症状。

4. 抗感染 应用抗生素预防肺部和胸腔感染。

5. 胸腔闭式引流的观察 维持胸腔引流通畅，观察和记录引流量、性状。

6. 复查胸部 X 线片。

7. 重视其他复合性外伤。

二、术后医嘱

（一）术后长期医嘱

+ 胸外科护理常规
+ 二级护理
+ 普食（4h 后）
+ 胸腔闭式引流护理常规
+ 保留闭式引流
+ 半卧位
+ 记录引流量
+ 0.9%氯化钠注射液 500ml
+ 头孢呋辛钠 3g，iv gtt，qd
+ 5%葡萄糖氯化钠注射液 500ml
+ 维生素 C 2g
+ 10%氯化钾 10ml，iv gtt，qd

（二）术后临时医嘱

+ 测血压、脉搏、呼吸，q30min×8 次
+ 胸腔闭式引流术
+ 胸腔闭式引流装置
+ 生理盐水 500ml（胸腔引流用）
+ 吸氧 4h

出院小结

一、确定诊断

外伤性气胸的确诊并不困难，关键是判断是否合并胸部内脏损伤以及严重程度，是否需要开胸探查手术。

二、疗效评价

1. 治愈 症状和体征消失（胸壁伤口愈合）。X 线检查见胸

内积气、积液消失，肺已复张，纵隔无移位。

2. 好转　症状、体征减轻，其他并发症好转。

3. 未愈　症状、体征未改善，有其他并发症存在，X线检查示胸内气体、液体仍存在。

三、出院医嘱

1. 合理休息，加强营养。

2. 呼吸功能锻炼。

3. 随访1～2周。

病例教学

患者，女，40岁，高处坠下，右胸先着地，右胸痛，极度呼吸困难。查体：气管左移，右胸叩诊呈鼓音，呼吸音消失，右胸壁可及皮下气肿。

问题

1. 患者最可能的诊断是什么？

2. 进一步诊断方法有哪些？

3. 急救处理方法是什么？

答案

1. 学习目的：了解张力性气胸的临床表现和诊断。

发生张力性气胸时，患者极度呼吸困难、端坐呼吸，缺氧严重者可发绀、烦躁、大汗淋漓。伤侧胸部饱满，气管向健侧移位，肋间隙增宽。根据外伤史和典型的体征，诊断不难确定。

2. 学习目的：列出气胸患者的适当检查。

检查生命体征，胸部X线及胸部CT检查（提示：胸膜腔大量积气，肺完全萎陷、纵隔移位，并可能有纵隔及皮下气肿）。胸腔穿刺时，可见到高压气体将针筒向外推。

3. 学习目的：掌握张力性气胸的急救处理原则。

张力性气胸时，急救处理要点是：立即排气，降低胸腔内压力。可以采用粗针头在伤侧锁骨中线第二肋间穿刺胸膜腔，并外接单向活瓣装置。进一步处理为：胸腔闭式引流，应用抗生素防治感染。

第三节 外伤性血胸

概述

因胸部外伤造成胸膜腔内积血，称为外伤性血胸。血胸与气胸常同时存在，称为血气胸。外伤性血胸的致伤原因可能是：肋骨骨折断端或锐器伤刺破肺、心包、膈肌、心脏、胸腔内血管、胸壁血管。

入院评估

一、病史询问要点

1. 有明确的胸部外伤史。

2. 症状 少量血胸者可无明显症状。中量和大量血胸者，尤其是急性出血，可出现脉搏细弱、四肢湿冷、血压下降、尿量减少等休克表现，同时还会出现气促、胸闷和呼吸困难等胸腔积液的表现。

二、体格检查要点

肋间隙饱满、气管向健侧移位，伤侧胸部叩诊呈浊音，呼吸音减弱或消失。同时可伴有胸膜腔积液征象。

三、门诊资料分析

外伤性血胸常常合并肋骨骨折、气胸，大多需要住院（留院观察）严密观察，以确定是否活动性出血、是否危及生命。同时，血液是细菌良好的培养基，血胸易并发感染，形成感染性血胸，甚至脓胸。因此，外伤性血胸即使不是危及生命的进行性血胸，也需要及时处理。

四、继续检查项目

1. 胸部 X 线检查 显示胸腔有大片积液阴影，纵隔可向健侧移位，如合并气胸则显示液平面。可以观察肺萎陷的程度，评估胸腔积血的量和严重程度，提示是否合并气胸、肋骨骨折。

2. 胸部 CT 可以提示是否合并胸内脏器损伤，如肺挫伤等。

3. 胸膜腔穿刺 穿刺可抽出不凝血液即可确诊，又可缓解症状。

4. 实验室检查 血常规检查示红细胞计数、血红蛋白、血细胞比容降低。有利于估计失血量，同时并做好血型及交叉配血。

病情分析

一、初步诊断

根据明确的胸部外伤史、患者呼吸困难的症状、胸腔积液和肺受压缩的体征以及胸部 X 线或 CT 检查结果，血胸诊断并不困难。

二、临床类型

根据胸膜腔内积血量多少，外伤性血胸可分为少量血胸（< 500ml）、中量血胸（500~1000ml）和大量血胸（> 1000ml）。根据胸膜腔内有无进行性出血，分为非进行性血胸、进行性血胸和凝固性血胸。

进行性血胸是指胸膜腔内有活动性出血，若不及时处理，可能危及患者的生命。判断指标：①持续心率快、血压低，虽经补充血容量，血压仍偏低；②胸腔闭式引流量超过 200ml/h，持续 3h；③血常规检查示红细胞计数、血红蛋白、血细胞比容进行性降低；④胸膜腔穿刺抽出的血液很快凝固或因血液凝固抽不出来，胸部 X 线显示胸膜腔阴影持续增大。

治疗计划

一、治疗原则

血胸的总体治疗原则是止血，排出胸腔积血，使肺组织膨胀，预防感染。

二、治疗方法

1. 急救和一般处理　吸氧，补液，补充血容量，纠正休克，应用抗生素预防感染等。

2. 非进行性血胸　少量血胸无需治疗，可自行吸收。积血较多的，早期行胸膜腔穿刺抽血或胸膜腔闭式引流。

3. 进行性血胸　在补充血容量、抗休克的同时，急诊剖胸探查止血。

4. 凝固性血胸　在出血停止 2~3 日内，开胸或用电视胸腔镜清除积血和血块，防止感染和机化。对血块已机化者，尽早行纤维组织剥除术。

5. 感染性血胸　及时改善胸腔引流，排尽感染性积血积脓。

必要时开胸或电视胸腔镜操作清除感染积血,剥离脓性纤维膜。

三、住院医嘱

(一)长期医嘱
- 胸外科护理常规
- 一级护理
- 普通饮食
- 测血压、脉搏,q30min×8次
- 雾化吸入,bid
- 间断吸氧

(二)临时医嘱
- 血、尿、便常规
- PT、APTT
- 生化25项
- 血电解质
- 输血前8项检查
- X线胸部摄片
- 心电图
- B超检查
- 与家属谈话并签字
- 急诊局部麻醉下行胸腔穿刺引流术
- 术前12h禁食、4h禁饮
- 青霉素皮试

术后观察及处理

一、一般处理

1. 监测生命体征　密切观察患者的呼吸、血压、脉搏、体温、神志及瞳孔变化。
2. 体位　高枕卧位或半坐位,便于胸腔积液和积气的排出。
3. 吸氧　吸氧能改善大脑缺氧,减轻呼吸困难症状。
4. 抗感染　应用抗生素预防肺部和胸腔感染。
5. 胸腔闭式引流的观察　维持胸腔引流通畅,观察和记录引流量、性状。
6. 复查胸部X线片。

7. 重视其他复合性外伤。

二、术后医嘱

（一）术后长期医嘱
- 胸外科护理常规
- 二级护理
- 普食（4h后）
- 胸腔闭式引流护理常规
- 保留闭式引流
- 半卧位
- 记录引流量
- 0.9%氯化钠注射液 500ml
- 头孢呋辛钠 3g，iv gtt，qd
- 5%葡萄糖氯化钠注射液 500ml
- 维生素 C 2g
- 10%氯化钾 10ml，iv gtt，qd

（二）术后临时医嘱
- 测血压、脉搏、呼吸，q30min×8次
- 胸腔闭式引流术
- 胸腔闭式引流装置
- 生理盐水 500ml（胸腔引流用）
- 吸氧 4h

出院小结

一、确定诊断

外伤性血胸的确诊并不困难，关键是判断是否合并胸部内脏损伤以及严重程度，是否需要紧急开胸探查手术。

二、后续治疗

凝固性血胸和感染性血胸若治疗不及时、不得当，可能迁延演变为慢性脓胸，需择期行胸膜纤维板剥脱术。

三、出院医嘱

1. 合理休息，加强营养。
2. 呼吸功能锻炼。
3. 随访 4 周。

病例教学

患者,女,50岁,右上胸被刺伤急诊入院,输血400ml,观察4h,血压由90/60mmHg降至75/45mmHg,红细胞压积30%,脉搏130次/分。右胸后下呼吸音消失。

问题

1. 患者最可能的诊断是什么?
2. 主要检查有哪些?
3. 进一步治疗措施是什么?

答案

1. 学习目的:了解进行性血胸的诊断。

该患者可能是进行性血胸。进行性血胸表现:①持续心率快、血压低,虽经补充血容量,血压仍不稳定;②胸腔闭式引流量超过200ml/h,持续3h;③血常规检查示红细胞计数、血红蛋白、血细胞比容进行性降低;④胸膜腔穿刺抽出的血液很快凝固或因血液凝固抽不出来,胸部X线显示胸膜腔阴影持续增大。本例患者输血后血压仍降低,脉搏快,右胸后下呼吸音消失为胸腔积血所致。

2. 学习目的:列出外伤性血胸的主要检查项目。

监测生命体征,行胸部X线及胸部CT检查。胸腔穿刺时,可以穿刺抽出不凝固的血液。动态监测血红蛋白、红细胞压积等。

3. 学习目的:掌握进行性血胸的治疗原则。

在补充血容量、抗休克的同时,急诊剖胸探查止血。应用抗生素防治感染。

第四节 肺损伤

概述

肺损伤多发生于较大或者较重的胸部创伤时,如直接伤及胸部的车祸、爆炸伤、枪弹伤及刀刺伤等,常与胸壁损伤同时存在。

入院评估

一、病史询问要点

1. 有明确的胸部外伤史。
2. 临床症状 胸痛、咯血、血性泡沫痰、呼吸困难等。

二、体格检查要点

1. 是否合并胸壁软组织伤、肋骨骨折。
2. 听诊可在受伤部位听到啰音、水泡音、支气管呼吸音。
3. 合并血胸、气胸时有相应的体征。

三、门诊资料分析

一般来说,肺损伤的患者所受外伤比较重,常合并胸壁及胸内其他脏器损伤,常有咯血或者血性泡沫痰,重者有呼吸困难及低氧血症,需要谨慎处理。

四、继续检查项目

1. X线胸片检查 通常需要正、侧位拍片,可以观察到肺部出现斑片状或者团块状浸润影,于伤后数小时内出现,一般24~48h最明显。胸片还能提示是否合并肋骨骨折及血气胸。
2. 胸部CT 准确率高于X线胸片检查,能对肺实质的创伤做出迅速的分类和定性,能显示肺实质的浸润和撕裂伤的愈合,更可以提示是否合并胸内其他脏器损伤等。
3. 实验室检查 血常规检查示红细胞计数、血红蛋白、血细胞比容降低。有利于估计失血量,同时并做好血型及交叉配血。

五、门诊医嘱

1. 急诊留观或者收入院。
2. 合并血气胸及时行胸腔闭式引流术。
3. 应用抗生素预防感染。
4. 定期复查X线胸片或者胸部CT,观察疾病发展及转归。

病情分析

一、初步诊断

根据明确的胸部外伤史、胸部X线或CT检查结果,诊断并不困难。但是必须注意是否合并血气胸及其他脏器损伤。

二、临床类型/分期

根据损伤的组织学特点,肺损伤可分为肺裂伤、肺挫伤和肺爆震（冲击）伤。

肺裂伤伴有脏胸膜裂伤者可发生血气胸，而脏胸膜完整者则多形成肺内血肿。肺挫伤多为钝性暴力所致，引起肺和血管损伤。在伤后炎症反应中毛细血管通透性增加，炎性细胞沉积和炎性介质释放，使损伤区域发生水肿，大面积肺间质和肺泡水肿则引起换气障碍，导致低氧血症。肺爆震（冲击）伤的主要病理改变是肺出血和水肿，轻者仅有短暂的胸痛、胸闷，重者可出现呼吸困难、发绀及口鼻流出血性泡沫样液体，部分患者可在24~48h后发展为急性呼吸窘迫综合征（ARDS）。

治疗计划

一、治疗原则

外伤性肺损伤所致血气胸的处理原则与前述外伤性血、气胸相同。肺裂伤的处理原则为：

1. 及时处理合并伤。
2. 保持呼吸道畅通。
3. 氧气吸入。
4. 限制晶体液过量输入。
5. 给予肾上腺素皮质激素。
6. 低氧血症使用机械通气支持。

二、治疗方法

1. 不伴严重并发症者可在严密观察下保守治疗，如吸氧、抗生素、限制晶体液过量输入、呼吸机辅助呼吸等。肺内的血肿在不伴感染的情况下，多在2周左右吸收。
2. 伴有血气胸者，同时处理血气胸。
3. 判断为进行性血胸时，急诊开胸探查止血。
4. 肺损伤严重、出血不能控制时，行受损肺叶切除。

三、住院医嘱

（一）长期医嘱

+ 胸外科护理常规
+ 一级护理
+ 普通饮食
+ 持续吸氧

- 测血压、脉搏，q4h
- 雾化吸入，bid

(二) 临时医嘱
- 血、尿、便常规
- 生化、电解质
- 动脉血气
- 血型
- X线胸片或者胸部CT
- 与家属谈话并签字
- 急诊全身麻醉下行开胸探查术

术后观察及处理

一、一般处理

注意症状及体征变化。注意有无血气胸，有无进行性血胸。注意复查血常规、动脉血气、X线胸片或者胸部CT。

二、并发症处理

出现血气胸及进行性出血按前述相应治疗处理。

三、术后医嘱

(一) 术后长期医嘱
- 胸外科护理常规
- 一级护理或者特级护理
- 普食（4h后）
- 胸腔闭式引流护理常规
- 保留闭式引流
- 半卧位
- 记录引流量
- 0.9%氯化钠注射液 500ml
- 头孢呋辛钠 3g，iv gtt，qd
- 5%葡萄糖氯化钠注射液 500ml
- 维生素C 2g
- 10%氯化钾 10ml，iv gtt，qd

(二) 术后临时医嘱
- 测血压、脉搏、呼吸，q30min×8次

- 胸腔闭式引流术
- 胸腔闭式引流装置
- 生理盐水 500ml（胸腔引流用）
- 吸氧 4h

出院小结

一、确定诊断

外伤性肺损伤的诊断并不困难，关键是并发症的诊断及处理。

二、预后评估

大多数肺损伤可被治愈，仅极少数可发生继发感染造成肺脓肿或脓胸而迁延至慢性病程。

三、后续治疗

慢性肺脓肿或脓胸者可采用相应措施进行治疗。

四、出院医嘱

1. 合理休息，加强营养。
2. 呼吸功能锻炼。
3. 随访间隔 4 周。

病例教学

患者，男，20 岁，于 5h 前过马路时被车撞倒后，自觉胸部稍有疼痛，以右胸为甚，轻微胸闷。查体：胸廓无畸形，右侧肋骨压痛，双肺叩诊清音，双肺呼吸音清，右下肺呼吸音略低，闻及少许湿性啰音。心率 102 次/分，律齐，各瓣膜听诊未闻及病理性杂音。X 线胸片检查示：双下肺斑片状浸润影。

问题

1. 患者最可能的诊断是什么？
2. 下一步治疗措施是什么？
3. 什么情况下考虑开胸探查手术？

答案

1. 学习目的：了解肺挫伤的诊断。

该患者可能是肺挫伤。诊断依据是明确的外伤史、体征（局限性胸痛和呼吸音减低、湿啰音），X 线胸片检查提示肺实变和渗出征象。胸部 X 线和 CT 检查可明确是否合并肋骨骨折、血气胸。

2. 学习目的：列出肺损伤的治疗原则。

轻型肺损伤的主要治疗原则是：吸氧，止痛，维持呼吸道通畅，应用抗生素防止继发感染。应当严密观察生命体征和影像学变化。

3. 学习目的：掌握开胸探查手术的指征。

胸部外伤需要紧急开胸探查手术的指征：①胸膜腔内进行性出血；②严重肺挫裂伤或气管、支气管损伤；③心脏、大血管损伤；④食管破裂；⑤胸腹联合伤；⑥胸壁大块缺损；⑦胸内存留较大的异物。

第五节　心脏损伤

概述

心脏损伤在战时或和平时期均不少见。在上至锁骨、下至肋弓、两侧至锁骨中线内的"心脏损伤危险区"内的损伤均可能伤及心脏。心脏损伤重者迅速死亡，轻者易被漏诊，在处理上要求尽快做出正确诊断，及时有效地进行急救，以挽救患者的生命。心脏损伤可分为钝性心脏损伤及穿透性心脏损伤。

入院评估

一、病史询问要点

1. 明确的胸部外伤史，尤其是"心脏损伤危险区"内的损伤，要高度警惕心脏损伤的可能性。

2. 钝性心脏损伤轻者为无明显症状的心肌挫伤，重者可发生心脏破裂。心脏破裂者绝大多数死于事故现场。中、重度心肌挫伤患者有胸痛、心悸、气促，甚至心绞痛等症状。

3. 穿透性心脏损伤多为火器、刃器或锐器致伤。临床表现取决于心包、心脏损伤程度和心包引流情况，一般表现为心脏压塞或者失血性休克症状。

二、体格检查要点

1. 是否合并胸壁损伤及胸内其他脏器损伤。

2. 是否有贝克三联征（静脉压升高、颈静脉怒张，心音遥远、心搏微弱，脉压小、动脉压降低）及失血性休克的体征。

三、门诊资料分析

1. 患者为钝性损伤还是锐性损伤。
2. 是否出现贝克三联征及失血性休克。

四、继续检查项目

1. 心电图　可有ST段抬高，T波低平或倒置，心动过速、期前收缩等心律失常。
2. 超声心动图　可显示心脏结构是否完整，功能有无改变（如室壁运动是否协调，射血分数有无异常等）。
3. 心肌酶学检测　磷酸激酶的同工酶CK-MB、乳酸脱氢酶LDH_1明显升高。
4. 血常规及血型
5. X线胸片　可显示同时合并的肋骨骨折。心脏压塞时，心影呈圆球样增大。
6. 心包穿刺　剑突下左肋弓旁心包腔穿刺，如抽出血液，即可确诊。

病情分析

一、初步诊断

有明确的胸部外伤病史，有胸痛、心悸、气促，甚至心绞痛等症状，出现贝克三联征或者失血性休克，心电图、超声心动图、心肌酶学检测、X线胸片、心包穿刺等可辅助明确诊断。

二、临床类型/分期

心脏损伤可分为钝性心脏损伤及穿透性心脏损伤。钝性心脏损伤又分为心肌挫伤、心肌破裂、心肌撕裂、传导系损伤、瓣膜损伤、冠脉损伤等。

治疗计划

一、治疗原则

1. 轻者休息、严密监护、吸氧、镇痛。
2. 重症患者应进行抢救及急症手术。

二、治疗方法

1. 补充血容量及抗休克治疗。
2. 保持呼吸道畅通，呼吸支持。

3. 心包穿刺。

4. 心脏修补术：心脏穿透伤伴心脏压塞或出血性休克者，紧急行开胸探查术。

三、住院医嘱

（一）长期医嘱

* 胸外科护理常规
* 一级护理
* 普通饮食
* 持续吸氧
* 测血压、脉搏，q4h
* 雾化吸入，bid

（二）临时医嘱

* 血、尿、便常规
* 生化、电解质
* 动脉血气
* 血型
* X线胸片或者胸部CT
* 与家属谈话并签字
* 急诊全身麻醉下行开胸探查术

术后观察及处理

一、一般处理

1. 监测生命体征、中心静脉压。
2. 吸氧。
3. 抗凝。
4. 输血、补液，充血容量。
5. 破伤风抗毒素。
6. 抗生素应用。

二、并发症处理

1. 心律失常　使用抗心律失常药物，无效时安装心脏起搏器。
2. 心力衰竭　给予强心剂治疗。
3. 室壁瘤　确诊后手术治疗。

4. 创伤性心包炎 对症处理,包括抗感染,应用阿司匹林、吲哚美辛、泼尼松治疗。必要时行心包穿刺或者心包切除术。

三、术后医嘱

(一)术后长期医嘱

- 胸外科护理常规
- 特级护理
- 普食(24h 后)
- 胸腔闭式引流护理常规
- 心包引流护理
- 保留闭式引流
- 半卧位
- 记录引流量
- 持续吸氧
- 0.9%氯化钠注射液 500ml
- 头孢呋辛钠 3g, iv gtt, qd
- 5%葡萄糖氯化钠注射液 500ml
- 维生素 C 2g
- 10%氯化钾 10ml, iv gtt, qd

(二)术后临时医嘱

- 动态监测血压、脉搏、呼吸
- 胸腔闭式引流术
- 胸腔闭式引流装置
- 生理盐水 500ml(胸腔引流用)

出院小结

一、确定诊断

明确的胸部外伤病史,有胸痛、心悸、气促,甚至心绞痛等症状,出现贝克三联征或者失血性休克,心电图、超声心动图、心肌酶学检测、X线胸片、心包穿刺等辅助检查结果,最重要的是手术所见。

二、预后评估

心脏钝挫伤的治疗效果良好。只要患者能得到及时有效的治疗,大多能获得满意的疗效。穿透性心脏损伤以手术治疗为主,应尽早进行。术后死亡率5%~20%，这主要取决于受伤的类型、患者到达医院时的循环状况和开胸时有无心脏骤停。

三、后续治疗

穿透性心脏损伤经抢救存活者，应注意心脏内有无遗留的异物及其他病变，如创伤性室间隔缺损、瓣膜损伤、创伤性室壁瘤、心律失常、假性动脉瘤或反复发作的心包炎等。

四、出院医嘱

1. 合理休息，加强营养。
2. 呼吸功能锻炼。
3. 随访4周。

病例教学

青年男性，左胸刀刺伤15min，胸痛。查体：神清，脉搏108次/分，血压90/70mmHg，口唇发绀。颈静脉曲张，奇脉。

问题

1. 目前患者最可能的诊断是什么？
2. 治疗原则是什么？

答案

1. **学习目的：熟悉心脏损伤所致急性心包填塞的临床表现。**

急性心包填塞可导致贝克三联征：静脉压升高，心音遥远、心搏微弱，脉压差小、动脉压降低。

2. **学习目的：了解急性心包填塞的治疗原则。**

心脏压塞患者应急诊行开胸探查术。

（常　栋）

第2章

胸壁及胸膜疾病

第一节 先天性胸壁畸形

漏斗胸

【概述】

漏斗胸（pectus excavatum）是最常见的胸壁畸形疾病，约占前胸壁畸形的90%。特点是以剑突为中心的胸骨下段及相应的肋软骨向后凹陷，使胸骨后缘与椎体前缘之间的距离缩短。胸腔整体容积减少，肺和心脏受压、移位，大血管扭曲，心搏出量减少，肺膨胀受限。发病率0.1%~0.7%，男性多于女性，男女比例为4:1。目前病因尚不清楚，绝大多数漏斗胸畸形在出生后一年内就能被发现。

【入院评估】

一、病史询问要点

1. 因病程长、进展缓慢，应询问发现胸部畸形的时间、病情进展的情况及现在的主要症状。

2. 是否伴有活动后胸闷、气喘、心悸等症。

3. 曾经做过何种治疗。

二、体格检查要点

1. 胸部检查 胸廓畸形的严重程度，进行胸腔径线的测量。测量方法如下：

(1) 漏斗胸指数（F_2I）：$F_2I > 0.30$ 为重度凹陷；0.21~0.30为中度；<0.2为轻度。$F_2I > 0.21$ 具有手术指征。

(2) 胸脊间距：胸骨凹陷后缘与脊柱之间的距离。>7cm为轻度，5~7cm为中度，<5cm为重度。

(3) 漏斗部注水测量：患者平卧时漏斗畸形处所盛水量。轻度<50ml，中度50～100ml，重度>150ml。

2. 心脏听诊　是否有心脏杂音，杂音的性质，及时发现是否同时伴有先天性心脏病。

3. 四肢的检查　检查四肢是否有发育异常及合并指、趾的畸形。

三、分析门诊资料

90%以上的患者因为胸部外观的畸形给患者带来巨大的心理压力，而来医院就诊，要求手术治疗。对于入院前的漏斗胸患者，门诊均可以明确诊断。此外，还应详细检查是否同时伴有其他先天性疾病。其治疗方案、预后转归各有所不同。

四、继续检查项目

1. X线检查　胸部正侧位胸片、胸部CT提示胸骨、肋骨畸形的程度及心脏、肺受压移位的情况，及其与周围组织的关系。

2. 心电图、超声心动图　除外先天性心脏器质性病变。

3. 腹部B超检查　了解腹部脏器受压移位的情况。

五、门诊医嘱

1. 单纯漏斗胸患者一般不需要门诊治疗。

2. 伴有心、肺疾病时，应请相关科室会诊，并制订治疗方案。

病情分析

一、初步诊断

患者的主要临床表现为胸骨下段及相连的肋骨向后凹陷畸形，明确诊断并不困难。因漏斗胸是一种先天性疾病，有部分患者同时伴有心脏或其他器官的先天性畸形疾病。应详细检查，避免漏诊。

二、鉴别诊断

1. 先天性心脏病　房、室间隔缺损及大血管畸形，如马方综合征等，可同时合并胸廓畸形。

2. 获得性（继发性）Jeune综合征　又称为窒息性胸部软骨发育不良（障碍），是一种发育过程中由于肺脏限制性膨胀不全引发的胸廓畸形。

三、临床分型

漏斗胸分为4种类型：广泛型、普通型、局限型和不规则型。

治疗计划

一、治疗原则

没有证据显示漏斗胸会影响患者寿命或工作。主要是因为胸廓外观的畸形给患者带来巨大的心理障碍和苦恼。患者迫切需要予以纠正者，可手术矫正。

二、治疗方法

1. 适应证及禁忌证

（1）适应证

①胸廓凹陷畸形明显，$F_2I > 0.21$。

②患者年龄大于3～6岁。

（2）无严重的心肺功能衰竭和免疫系统疾病等手术禁忌证。

2. 手术治疗　手术矫正畸形是治疗漏斗胸唯一有效的方法。

（1）手术方式

①胸骨翻转术：此术式不能用于非对称性漏斗胸及6岁以前患儿。

②胸骨上举术（Ravitch矫形术）：切除凹陷区4～5对畸形肋软骨，横向楔形切除部分胸骨前板，抬起凹陷的胸骨下段，以获得矫正的效果。

③Nuss胸廓成形术：是近些年来开展的不游离胸大肌皮瓣、不切除肋软骨也不做胸骨截骨的微创矫治漏斗胸手术。

（2）注意要点

①从肋软骨膜下切除畸形肋软骨时，应保护肋软骨与肋骨的结合部，使之不受牵拉、损伤，因为那是肋骨生长的主要结构部位。

②切开肋软骨膜时，力求整齐而不撕伤，在切除畸形的肋骨后，将软骨膜缝合成一个完整的"管套状"。因为肋软骨的再生是由肋软骨膜来完成的，而规范的肋软骨膜有利于再生肋软骨的塑形。

③不切断与胸骨缘相连的肋间束，以使胸骨体与胸壁两侧正常的组织结构连接不被破坏，以免造成胸骨体仅与胸骨柄相连的

孤立状态。

④将上抬胸骨的固定金属支架适度地向前弯成弓形,并可将缝合好的管套状软骨膜缝合、悬吊于其上,使切除肋软骨后失去支撑的局部胸壁得到良好的塑形。

⑤坚持术后锻炼,如维持挺胸姿势、吹气球、扩胸锻炼等,有利于胸壁塑形及心肺功能的恢复。

(3) 各种手术的优缺点:胸骨翻转术解剖范围广泛,损伤大,渗血多,术后容易产生反常呼吸。胸骨上举术手术操作方便,创伤小,渗血少,术后容易护理,手术效果肯定。Nuss胸廓成形术属微创手术,现在应用较多。但需要特殊器械。

(4) 术前准备

①血常规、心电图、超声心动图、胸部CT。

②精细测量胸腔径线后,制作肋骨矫形钢板,长度接近双侧腋中线。

③与家属谈话并签字。

鸡　　胸

概述

鸡胸(pectus carinatum)又称鸽胸,是胸骨向前突出畸形。有家族遗传史。一般不需要手术治疗。严重畸形、影响心肺功能者,可考虑手术矫正。

入院评估

一、病史询问要点

1. 应询问发现胸部畸形的时间,病情进展的情况及现在的主要症状。

2. 是否伴有活动后胸闷、气喘、心悸等症。

二、体格检查要点

1. 胸部检查　检查胸廓畸形的严重程度,进行胸腔径线的测量。

2. 心脏听诊　是否有心脏杂音,杂音的性质,及时发现是否同时伴有先天性心脏病。

三、分析门诊资料

患者因为胸部外观的畸形给患者带来巨大的心理压力,而来医院就诊,要求手术治疗。对于入院前的鸡胸患者,门诊均可以明确诊断。

四、继续检查项目

1. X线检查　胸部正侧位胸片、胸部CT提示胸骨、肋骨畸形的程度及心脏、肺受压移位的情况,及其与周围组织的关系。

2. 心电图、超声心动图　除外先天性心脏器质性病变。

3. 腹部B超检查　了解腹部脏器受压移位的情况。

五、门诊医嘱

1. 轻度鸡胸患者一般不需要手术治疗。

2. 重度鸡胸、影响心肺功能患者,可住院手术矫正。

病情分析

一、初步诊断

主要临床表现为胸骨上段或胸骨整体向前突出畸形,明确诊断并不困难。

二、临床分型

鸡胸分为2种类型:

Ⅰ型　胸骨柄、胸骨体上部及相应的肋软骨向前突出畸形。

Ⅱ型　胸骨整体向前突出畸形。

治疗计划

一、治疗原则

严重胸骨畸形,影响心肺功能或因为胸廓外观的畸形给患者带来巨大的心理障碍和苦恼。患者迫切需要予以纠正者,可手术矫正。

二、治疗方法

1. 手术治疗方式

(1) 胸骨翻转术:切断双侧肋软骨,将游离后的胸骨翻转再固定。

(2) 胸骨沉降术:游离胸骨,重塑胸廓,仅用于中度以下胸骨凸出。

2. 注意要点
(1) 肋软骨的切除要适当。
(2) 胸骨沉降术中注意避免压迫心脏。
(3) 生长发育期的儿童应推迟手术时间。
3. 术前准备
(1) 血常规、心电图、超声心动图、胸部CT。
(2) 精细测量胸腔径线。
(3) 与家属谈话并签字。
三、术前处理
漏斗胸和鸡胸的术前及术后处理相同。
四、术前医嘱
(一) 长期医嘱
+ 外科护理常规
+ 二级护理
+ 普通饮食
(二) 临时医嘱（包括术前医嘱）
+ 血、尿、便常规
+ PT、APTT、ACT、HCV、HIV、RPR
+ 血生化
+ 输血前8项检查
+ X线胸部正侧位胸片、胸部CT
+ 心电图、超声心动图
+ 腹部B超检查
+ 全身麻醉下行胸骨成形术
+ 备皮
+ 备血400ml
+ 术前晚及术日晨清洁灌肠
+ 术前12h禁食、4h禁饮水
+ 抗生素皮试

术后观察及处理

一、一般处理
1. 监测生命体征。

2. **体位** 患者未清醒时，取平卧位，头转向一侧，便于呼吸道的管理，避免误吸。

3. **饮食和输液** 术后1日即可以进食。一般不需要静脉输液补充。

4. **吸氧** 吸氧能改善缺氧，减轻肺水肿，有助于心肺功能的恢复。

5. **使用抗生素预防感染。**

6. **其他** 术后每隔2～3日需拍X线胸片，观察金属固定支架是否移位或脱落。

二、并发症的预防及处理

1. **伤口感染** 手术中注意无菌操作，术后应用有效的抗菌药物。

2. **胸骨或肋软骨感染** 除术中注意无菌操作外，如术后发生感染，应及时引流，并根据细菌培养应用敏感的抗生素治疗。

3. **术后出血** 因止血不彻底或大血管受损，尤其是乳内动脉的损伤。出血少者，多可以自止。出血多时，提示有大血管结扎线脱落或受损，应立即进手术室重新打开伤口，结扎血管止血。

4. **金属固定支架移位造成心肺脏器的损伤** 术中应将克氏针等金属固定支架的尖端磨钝，固定牢固。术后避免激烈运动，以防止固定支架移动。定期拍X线胸片观察固定支架的位置，及时发现予以纠正，避免造成副损伤。

三、术后医嘱

（一）术后长期医嘱

+ 外科护理常规
+ 胸部手术后护理
+ 一级护理
+ 流质饮食（6h后）
+ 平卧位
+ 5%葡萄糖注射液 250ml
+ 头孢唑肟钠 3g, iv gtt, bid
+ 5%葡萄糖氯化钠注射液 250ml
+ 维生素C 2g, iv gtt, qd

(二) 术后临时医嘱
+ 哌替啶 25mg，im，prn
+ 测血压、脉搏、呼吸，q30min×8 次
+ 伤口换药

出院小结

一、预后

漏斗胸和鸡胸的手术矫正效果良好，但约有 10% 的复发率。伴有马方综合征的患者或年龄小于 10 岁的患者，矫正术后的复发率较高。近年来，Nuss 和 Ravitch 矫正手术都适用于复发性漏斗胸的治疗。虽手术复杂、操作有一定的困难，但仍能取得满意的手术效果。

二、出院医嘱

坚持术后治疗，如挺胸、吹气球、扩胸锻炼，有利于胸廓塑形及心肺功能的恢复。随访 2 年，每间隔 3~6 个月拍 X 线胸片观察金属固定支架是否有移位、滑脱及胸骨畸形的矫正情况。

病例教学

患儿，女，6 岁。主诉两岁时发现前胸部凹陷，随年龄增长，凹陷逐渐加重。无心悸、气短等症。查体：可见以剑突为中心胸骨下段明显凹陷。心肺听诊未见异常。

问题

1. 患儿的诊断和治疗方法是什么？
2. 还需要其他哪些检查？

答案

1. **学习目的**：了解漏斗胸的诊断及治疗方法。

患儿的诊断应为漏斗胸。患儿女性、6 岁，漏斗胸症状逐年加重，应尽早手术治疗。

2. **学习目的**：了解漏斗胸前需要接受的检查。

手术前还需要以下检查：

(1) 血常规、心电图、超声心动图、胸部 CT。

(2) 胸腔径线的测量，以备术前制作肋骨矫形钢板。

第二节 胸壁结核

概述

胸壁结核（tuberculosis of the chest wall）是指发生在胸壁的软组织、肋骨或胸骨的结核病变，多见于中青年，常继发于肺或胸膜结核。结核分枝杆菌主要通过三个途径侵及胸壁。(1) 淋巴途径：结核分枝杆菌通过胸膜淋巴管而累及肋间、肋骨或胸椎旁淋巴结，引起干酪样病变。(2) 直接扩散：肺或胸膜结核病灶，通过胸膜粘连直接扩散至胸壁。(3) 血行扩散：结核分枝杆菌经过血液循环进入肋骨或胸骨的骨髓腔，形成结核性骨髓炎，累及胸壁软组织。好发于第3～7肋，病灶常穿透肋间肌，呈哑铃状。如继发化脓性感染，可自行破溃，形成经久不愈的窦道。特点是胸部出现无痛性肿块，可触及波动，局部为无红肿、热、痛的冷脓肿，穿刺可抽出干酪样脓液，继发感染时局部可表现为急性炎症。

入院评估

一、病史询问要点

1. 发现胸部肿块的时间及大小，有无红、肿、热、痛等急性感染症状。
2. 有无低热、盗汗、消瘦等症状及结核病史。
3. 脓肿破溃后流出脓液的性质。

二、体格检查要点

1. 胸部检查　胸壁无痛性包块，可扪及波动。局部无红、肿、热、痛。
2. 局部穿刺　可抽出稀薄、浑浊、有干酪样物质的脓液。
3. 脓液细菌培养　为阴性。
4. X线胸片检查　可见肋骨或胸骨的骨质破坏及软组织阴影。

三、分析门诊资料

患者常是发现胸壁无痛性的包块而来医院就诊。经穿刺化验，门诊一般不难诊断。但应注意是否有低热、盗汗等结核活动期症状和局部继发感染、破溃的征象。

四、继续检查项目

1. X 线检查 胸部正侧位胸片、胸部 CT 提示胸骨、肋骨骨质破坏的程度及脓腔的范围，及其与周围组织的关系。

2. 心电图、肺功能 了解心肺功能对手术治疗的耐受程度。

3. 腹部 B 超检查 了解腹部脏器的情况。

4. 痰找结核分枝杆菌 除外开放型肺结核。

五、门诊医嘱

1. 在胸壁结核早期，较小的脓肿可采取局部穿刺抽脓、口服抗结核药物的保守治疗。

2. 如有结核活动期征象时，应先积极抗结核治疗。

3. 如病情允许，应抗结核治疗 1 个月后，再行脓肿病灶清除手术。

病情分析

一、初步诊断

临床表现为胸壁无痛性肿块，局部可扪及波动或轻压痛。穿刺可抽出干酪样脓液，肿块破溃形成经久不愈的窦道。脓液涂片和细菌培养为阴性。窦道肉芽组织活检可见结核性病变。X 线检查可见肋骨或胸骨骨质破坏，明确诊断并不困难。

二、鉴别诊断

1. 化脓性感染 常为疼痛性胸壁包块，局部有红、肿、热、痛等急性感染征象。穿刺可抽出黄色黏稠的脓液。

2. 胸壁肿瘤 实性肿物，无波动感。局部穿刺病理检查可明确诊断。

3. 胸壁囊肿 边界清楚，有波动感。但病史较长，穿刺抽出为淡黄色澄清液体。

治疗计划

一、治疗原则

1. 全身治疗 早期、合理、正规、全程应用抗结核药物是基本治疗原则。

2. 局部治疗 结核性脓肿合并混合感染时，应尽早切开引流。若无混合感染、脓肿较小时，不应切开引流。可自脓肿上方正常组织处穿刺抽脓，注射抗结核药。脓肿较大、胸壁组织破坏广泛时，应正规抗结核治疗1个月后，手术彻底清除病灶，术后继续抗结核治疗6～12个月。

二、治疗方法

胸壁结核性脓肿较大，尤其有肋骨、胸骨破坏或脓腔呈哑铃状。经正规抗结核治疗后，应手术清除病灶。

1. 适应证及禁忌证

(1) 适应证

①胸壁结核性脓肿，经正规抗结核治疗后。

②低热、盗汗等结核中毒症状已经控制。

(2) 多次痰液检查未找到结核分枝杆菌为禁忌证。

2. 手术治疗

手术方式如下：

(1) 切开引流术：胸壁结核性脓肿在合并细菌感染时，应尽早切开引流。根据药敏试验选用抗生素。

(2) 病灶清除术：彻底清除脓肿、肉芽组织、受累的肋骨及窦道。周围肌瓣填塞消灭残腔。留置引流条，加压包扎。

3. 注意要点

(1) 彻底清除胸壁病变组织，包括皮肤、皮下组织、肌肉、肋软骨、肋骨和胸骨。

(2) 确定病灶后，胸壁缺损较大时，可用带蒂肌瓣填塞，并加压包扎，不留残腔。

(3) 胸壁结核常为多个脓腔，中间由窦道相通。术中必须仔细清除所有窦道，防止遗漏。

(4) 胸壁结核病变与肺和胸膜相通时，应切除肺与胸膜病变。

(5) 手术成功的关键是彻底清除病变、止血严密、不留残腔，并且术后继续抗结核治疗6～12个月。

三、术前准备

1. 正规抗结核治疗1个月。

2. 脓腔较大、张力较高、即将破溃时，可穿刺抽脓、减张。

3. 与家属谈话交代病情并签手术同意书。

四、术前医嘱
（一）长期医嘱
- 外科护理常规
- 二级护理
- 普通饮食
- 异烟肼 0.3g，qd
- 利福平 0.45g，qd
- 复合维生素 B 2 片，tid

（二）临时医嘱（包括术前医嘱）
- 血、尿、便常规
- PT、APTT、ACT、HCV、HIV、RPR
- 血生化
- 输血前 8 项检查
- 全身麻醉下胸壁结核病灶清除术
- 备皮
- 备血 400ml
- 术前晚及术日晨清洁灌肠
- 术前 12h 禁食、4h 禁饮水
- 抗生素皮试
- 苯巴比妥 0.1g，im（术前 0.5h）
- 阿托品 0.5mg，im（术前 0.5h）

术后观察及处理
一、一般处理

1. 监测生命体征。

2. 体位　患者未清醒时，取平卧位，头转向一侧，便于呼吸道的管理，避免误吸。

3. 饮食和输液　术后 1 日即可以进食。一般不需要静脉输液补充。

4. 伤口换药，保持伤口清洁。有引流条者应尽早拔除。

5. 应用抗生素预防感染。

6. 其他　术后第 2 天开始口服抗结核药。

二、并发症的预防及处理

1. 伤口感染　手术中注意无菌操作，彻底冲洗脓腔。术后应用有效的抗菌药物。

2. 术后出血　术中仔细止血，术后加压包扎。出血少者，多可以自止。出血多时，提示有大血管结扎线脱落，应立即进手术室重新打开伤口结扎、止血。

3. 皮下积液形成　缺损较大时，用周围的肌瓣填塞，术后加压包扎，消灭残腔。

4. 术后复发　病灶清除要彻底，术后继续抗结核治疗是关键。

三、术后医嘱

（一）术后长期医嘱

- 外科护理常规
- 胸部手术后护理
- 一级护理
- 半流质饮食（6h 后）
- 半卧位
- 5% 葡萄糖注射液 250ml
- 头孢唑肟钠 3g，iv gtt，bid
- 异烟肼 0.3g，qd
- 利福平 0.45g，qd

（二）术后临时医嘱

- 哌替啶 25mg，im，prn
- 测血压、脉搏、呼吸，q30min×8 次
- 伤口换药

出院小结

一、预后

胸壁结核是全身性结核的一部分。胸壁结核病灶清除术后，除继续全身抗结核治疗外，还应增加营养、注意休息，减少复发。

二、出院医嘱

坚持术后抗结核治疗 6~12 个月，随访 2 年。

病例教学

患者，女，36岁，既往有肺结核病史。主诉2个月前出现低热、盗汗等症状。抗炎治疗效果不明显。2周前发现右胸壁包块，有压痛，并逐渐增大。体检：T38.0℃，P80次/分，BP120/60mmHg。患者右侧第七肋间、腋后线处可扪及直径3cm包块，局部皮肤无红肿、有压痛，有波动感。穿刺抽出淡黄色、干酪样物的脓液。

问题

1. 最可能的诊断是什么？
2. 还需要其他哪些检查？
3. 应该采用哪些恰当的治疗？

答案

1. **学习目的**：了解胸壁结核的诊断。

既往有肺结核病史，近来有低热、盗汗等结核中毒症状。右胸壁发现寒性脓肿。

2. **学习目的**：了解胸壁结核的进一步检查项目。

包括胸部X线片、胸部CT、脓液细菌培养、穿刺病理活检。

3. **学习目的**：了解胸壁结核的治疗。

（1）脓腔较小、无肋骨破坏等，可穿刺抽脓，全身抗结核治疗。

（2）脓腔较大、全身抗结核治疗1个月后，住院手术清除病灶。术后继续抗结核治疗6～12个月。

第三节 胸壁肿瘤

概述

胸壁肿瘤是指胸壁深层组织的肿瘤，包括肋骨、肌肉、血管、脂肪、淋巴和结缔组织的肿瘤，但不包括皮肤、皮下组织及乳腺肿瘤。分为原发性和继发性两大类。原发性胸壁肿瘤又分为良性和恶性两类。良性以脂肪瘤、纤维瘤、软骨瘤及骨软骨瘤为常见。恶性以纤维肉瘤、横纹肌肉瘤、软骨肉瘤及骨髓瘤为多见。继发性胸壁肿瘤几乎都是其他部位的恶性肿瘤转移而来，以肋骨转移为常见。

入院评估

一、病史询问要点

1. 发现肿物的时间及大小。
2. 良性肿瘤病史较长，多无自觉症状。恶性肿瘤病史较短，常有疼痛并逐渐加重的特点。
3. 既往有无恶性肿瘤及治疗的病史。

二、体格检查要点

1. 胸壁肿块的部位、大小、硬度及活动度。直径大于5cm多为恶性，边界清楚、有一定活动度的多为良性。
2. 肿物与周围组织的关系。
3. 浅表淋巴结有无肿大。
4. 既往有恶性肿瘤病史的患者，还应进行有针对性检查。

三、门诊资料分析

胸壁肿瘤的患者在门诊进行胸部X线检查和胸部CT扫描，可以确定肿瘤的部位、大小。局部穿刺针吸活检一般可明确诊断。如确诊有困难的患者，需住院进行进一步检查。

四、继续检查项目

1. 血肿瘤标记物的测定　本-周蛋白阳性提示为骨髓瘤。血清碱性磷酸酶增高多为恶性肿瘤。
2. 心电图、腹部B超检查　了解患者心功能和是否有肝转移。
3. 全身骨扫描　了解是否有其他部位骨转移。
4. 血管造影　明确肿瘤与大血管的关系，评估手术切除肿瘤的可能性。

五、门诊医嘱

1. 胸壁肿瘤患者无论良、恶性肿瘤，在除外有远处转移的情况下，一般均需要住院手术切除。
2. 不适宜手术切除或有远处转移的患者，可选择放疗和化疗等非手术治疗方案。

病情分析

一、初步诊断

根据患者的病史长短、肿瘤的部位以及有无疼痛等临床表现,结合穿刺病理活检一般可以初步诊断。因胸壁肿瘤的发生来源较多,恶性肿瘤占胸壁肿瘤的一半以上。除外有无远处转移是确定治疗方案的关键。所以,详细询问病史和全面仔细的检查是防止漏诊、误诊的主要手段。

二、鉴别诊断

1、软组织脓肿 病史较短,有全身发热,局部红、肿、热、痛等感染症状。

2、胸壁结核 患者常有低热、盗汗、消瘦等结核病史。肿物可触及波动感,有轻压痛,穿刺可抽出淡黄色脓液和干酪样物。

3、异位乳腺 病史较长,位置表浅、界限不清,无增大。多无自觉症状,穿刺活检可以明确诊断。

三、临床分期或分型

胸壁良性肿瘤:Enneking 分期

Ⅰ期 不活动

Ⅱ期 增大,有症状

Ⅲ期 侵袭性生长

胸壁恶性肿瘤:Enneking 分期

根据肿瘤的部位、大小,组织学分级和转移分为 5 期。

表1 Enneking 分期

分期	分级	部位	转移
Ⅰa	高分化,低度恶性	小于5cm,无外侵(T_1)	无(M_0)
Ⅰb	中分化,低度恶性	小于5cm,有外侵(T_2)	无(M_0)
Ⅱa	低分化,高度恶性	大于5cm,无外侵(T_1)	无(M_0)
Ⅱb	低分化,高度恶性	大于5cm,明显外侵(T_2)	无(M_0)
Ⅲ	分化差,高度恶性	小或大于5cm,有外侵(T_1或T_2)	有(M_1)

根据解剖部位分期:

T_0　原位癌

T_1　局限于骨皮质或筋膜内

T_2　侵及到筋膜外

M_0　无侵及其他器官或远处转移

M_1　侵及邻近器官或有远处转移

四、会诊

1. 骨科或神经外科　靠近脊柱的胸壁肿瘤病变常侵及椎骨或椎管，手术容易损伤脊神经。术前需骨科和神经外科会诊，协助手术。

2. 心血管外科　前上胸壁肿瘤可侵犯心包、锁骨下血管和臂丛神经，术前请心血管外科会诊，评估手术的危险性。

3. 麻醉科　患者年龄较大同时伴有其他全身疾病时或肿瘤较大、位置特殊者，术前请麻醉科会诊，共同商定手术方案。

治疗计划

一、治疗原则

胸壁肿瘤在除外有广泛转移的前提下，以手术切除为首选。手术以尽可能彻底切除病变组织，最小限度地造成胸壁缺损，维持胸壁的完整性，保留胸壁功能为原则。

二、治疗方法

1. 适应证及禁忌证

(1) 胸壁良、恶性肿瘤。

(2) 脊柱旁肿瘤侵及椎骨，但无脊髓神经受侵，否则手术危险性较大。

(3) 胸壁上部肿瘤，无锁骨下血管和臂丛神经受侵犯，否则手术切除率较低。

(4) 无血液、内分泌和免疫系统等疾病。

(5) 严重的心、肺等重要脏器功能障碍为手术禁忌证。

2. 手术方式

(1) 肿瘤切除术：在肿瘤包膜外或周围组织切除肿瘤。用于治疗良性肿瘤。

(2) 扩大切除术：恶行肿瘤应距肿瘤组织 3cm 以上切除，包括上、下各一肋骨及肋间肌。

3. 注意要点

(1) 胸壁肿瘤手术应以整块病变组织切除为原则。恶性肿瘤切缘应距肿瘤 3cm 以上。

(2) 对于胸壁上部肿瘤，手术显露有困难时，可切除部分锁骨。

(3) 胸骨肿瘤几乎都为恶性，故应将胸骨大部或全胸骨切除。

(4) 胸壁缺损较大必须进行修补，防止术后发生反常呼吸。骨性支架修补可用人工材料金属网、涤纶布和 Marlex 网等。软组织缺损可用带蒂肌瓣。

4. 各种手术入路的优缺点

手术应以最小的损伤，尽可能彻底切除肿瘤，降低复发率为原则。肿瘤局部切除术损伤小，只适用于良性肿瘤。恶性肿瘤的扩大切除术损伤大，但复发率仍为 10%。

5. 术前准备

(1) 同一般开胸手术，纠正患者全身情况。

(2) 估计肿瘤切除后、胸壁缺损较大时，术前应备好胸壁修补材料。

(3) 与患者及家属交代病情并签署手术同意书。

三、术前医嘱

(一) 长期医嘱

- 外科二级护理
- 普通饮食

(二) 临时医嘱（包括术前医嘱）

- 血、尿、便常规
- PT、APTT、ACT、HCV、HIV、RPR
- 血生化、血电解质
- 输血前 8 项检查
- 全身麻醉下行胸壁肿瘤切除术
- 备皮
- 备血 400ml
- 术前晚及术日晨清洁灌肠

- 术前12h禁食、4h禁饮水
- 青霉素皮试
- 苯巴比妥0.1g，im（术前0.5h）
- 阿托品0.5mg，im（术前0.5h）

术后观察及处理

一、一般处理

1. 生命体征监测。
2. 体位　患者未清醒时，取平卧位，头转向一侧，便于呼吸道的管理，避免误吸。
3. 留置胸腔闭式引流管的患者，应观察每小时的引流量。
4. 饮食和输液　术后1日即可以进食。一般不需要静脉输液补充。
5. 吸氧　吸氧能改善缺氧，减轻肺水肿，有助于心肺功能的恢复。
6. 抗感染　抗生素预防感染。
7. 术后2~3日需拍X线胸片。肺复张良好，胸引流量少于100ml时，可拔除引流管。

二、并发症的预防及处理

1. 伤口感染　术中注意无菌操作，术后应用有效的抗菌药物。如术后发生感染，应及时引流，并根据细菌培养应用敏感的抗生素治疗。
2. 术后出血　因手术创伤较大，术中止血不彻底或结扎线脱落，尤其是乳内动脉或肋间动脉的损伤。出血少者，多可以自止。出血多时，应立即进手术室重新开胸、止血。
3. 肺部并发症　术后患者多因伤口疼痛，而不敢咳嗽、排痰，常引起肺不张、肺炎等症。术后应用强效镇痛剂，并鼓励患者咳嗽、排痰。发生肺不张时，可用气管镜吸痰。

三、术后医嘱

（一）术后长期医嘱
- 外科护理常规
- 胸部手术后护理
- 一级护理
- 心电监护

- 吸氧
- 记录出入量
- 半流质饮食（6h后）
- 半卧位
- 雾化吸入，bid
- 5%葡萄糖注射液250ml
- 头孢唑肟钠3g，iv gtt，bid

（二）术后临时医嘱
- 哌替啶25mg，im，prn
- 测血压、脉搏、呼吸，q30min×8次
- 伤口换药

出院小结

一、预后

良性胸壁肿瘤切除后效果良好。恶性肿瘤患者的预后与肿瘤的分期、组织学分级、有无淋巴结转移有关。约有10%的复发率。浅表肿瘤比深部肿瘤预后较好。

二、出院医嘱

良性肿瘤出院后不需复查。早期恶性肿瘤患者，术后半年需复查X线胸片、胸部CT、骨扫描及肿瘤标记物测定等检查。中、晚期患者术后还应进行放、化疗。

病例教学

患者，男，20岁。主诉两天前在洗澡时无意中发现左侧胸壁肿物，有轻压痛。无外伤及结核病史。患者无发热。查体：左侧第五肋、腋前线处可扪及一直径3cm肿物，表面光滑、质硬，不能移动。局部皮肤色泽正常，无红、肿、波动感。

问题

1. 最可能的诊断是什么？
2. 需要其他那些检查？
3. 应该采用那些恰当的治疗，说明理由？

答案

1. 学习目的：了解胸壁肿瘤的诊断。

胸壁肿瘤——骨软骨瘤的可能性大。

(1) 患者年轻，病史较短，无自觉症状。
(2) 无发热、红肿、波动感等感染症状。
(3) 肿物表面光滑、质硬、不能移动。

2. 学习目的：进一步检查。
(1) X 线胸片、胸部 CT 扫描。
(2) 局部穿刺活检。

3. 学习目的：胸壁肿瘤的治疗。

诊断明确后，可住院手术切除。骨软骨瘤虽为良性胸壁肿瘤，但有恶变的可能，故需手术治疗。

第四节　脓　胸

概述

脓胸是指不同致病菌引起胸膜腔内的化脓性感染。根据病程可分为急性脓胸和慢性脓胸；根据病变的范围分为局限性脓胸（包裹性脓胸）和弥漫性脓胸（全脓胸）；根据致病菌不同分为化脓性脓胸和结核性脓胸。

入院评估

一、病史询问要点

1. 着重询问发病的时间、病程的长短及主要症状。有无结核病史。

2. 急性脓胸起病急，病史短。主要临床表现为：高热、胸痛、胸闷、呼吸困难和咳嗽等症。

3. 慢性脓胸病史一般在 3 个月以上，伴有发热、体重减轻、贫血及慢性咳嗽。

二、体格检查要点

胸部检查：患侧胸廓饱满、呼吸运动受限、呼吸音减低或消失、气管向健侧移位、叩诊浊音。如有肺部感染可闻湿啰音。

三、分析门诊资料

1. 患者近期是否患有肺炎、肺结核等胸部感染病史。
2. 是否有胸部外伤或手术史。
3. 是否同时患有糖尿病、免疫系统等疾病。

四、继续检查项目

1. X线检查　胸部正侧位胸片、胸部CT。

2. 心电图、超声心动图

3. 血细胞分析及血生化检查

4. 胸部B超检查　定位穿刺，抽取胸腔积液化验，并做细菌培养和药敏试验。

五、门诊医嘱

1. 急性脓胸患者的感染症状轻，有少量胸腔积液。经胸腔穿刺抽脓液后可保守治疗。

2. 急性脓胸、中等量以上胸腔积液的患者，需住院行胸腔闭式引流术。

3. 慢性脓胸一般需住院手术治疗。

病情分析

一、初步诊断

患者有发热、胸痛、胸闷、咳嗽、呼吸困难等肺部感染症状。查体：患侧叩实音，呼吸音减低或消失。X线胸片、CT显示胸腔积液。胸腔穿刺抽出脓液，可以初步诊断。

二、鉴别诊断

1. 恶性胸腔积液　患者可有低热、咳嗽、胸痛、呼吸困难等症状，胸腔穿刺抽出血性胸腔积液，细胞学检查可找到瘤细胞。

2. 充血性心力衰竭或极度营养不良性胸腔积液　患者既往有心脏病史，发热不明显，同时伴有腹水和下肢水肿，有低蛋白血症。胸腔穿刺抽出淡黄色渗出液。

三、临床分期或分型

脓胸的病变过程可分为三期：

1. 渗出期（Ⅰ期）　胸腔积液稀薄，白细胞计数$<1\times10^9/L$，细菌培养阴性。胸膜薄、有弹性。

2. 纤维化脓期（Ⅱ期）　胸腔积液混浊，白细胞计数$>5\times10^9/L$，细菌培养阳性。胸膜薄无弹性。

3. 机化期（Ⅲ期）　胸腔积液混浊、黏稠，胸膜增厚形成纤维板。

治疗计划

一、治疗原则

急性脓胸的治疗原则：早期、充分低位引流，并选择有效的抗生素。用药时间应至体温正常后2周以上。

慢性脓胸的治疗原则：改善全身情况、消除感染因素、手术闭合脓腔并尽可能恢复肺功能。

二、治疗方法

（一）急性脓胸

1. 全身治疗　增加营养，抗感染治疗。根据脓液的细菌培养和药敏试验选择有效的抗生素。

2. 手术治疗　手术的目的是充分引流，排除胸腔内脓液，使肺完全复张。

手术治疗方式：①胸腔穿刺术：急性脓胸早期，脓液量不多或已经局限包裹；②胸腔闭式引流术：急性脓胸，脓液量较多；③胸腔镜下脓胸扩清术：急性脓胸，已有分隔。

（二）慢性脓胸

1. 全身治疗　改善全身情况，纠正贫血，应用有效的抗生素。

2. 手术治疗　清除胸腔内感染病灶，闭合脓腔，恢复肺功能。

手术治疗方式：

（1）胸腔镜下脓胸扩清术：适于慢性脓胸早期，有分隔。

（2）胸膜纤维板剥脱术：适用于慢性脓胸，肺内无病变的患者。

（3）胸膜肺切除术：用于肺组织广泛严重病变的慢性脓胸。

（4）胸廓成形术：用于术后残腔较大或有支气管-胸膜瘘的患者。

三、注意要点

1. 引流的位置应选择在脓腔的低位。
2. 充分引流，消灭所有的感染残腔。
3. 尽量彻底剥除纤维板，使肺复张，恢复肺功能。
4. 最大限度地保留肺组织。

5. 鼓励患者术后尽早进行肺功能锻炼。

四、各种手术入路的优缺点

急性脓胸已经有分隔时行胸腔镜下扩清术，可以清除脓液，彻底冲洗脓腔。这有利于尽快消灭脓腔，恢复肺功能。慢性脓胸往往形成增厚的机化纤维板，覆于脏层胸膜表面和胸壁，限制肺膨胀。纤维板剥脱术的目的是切除纤维板，使肺充分膨胀。胸腔镜下行纤维板剥脱有其局限性，以开胸手术更合适。

五、术前准备

(1) 全身准备：增加营养，纠正贫血和低蛋白血症。

(2) 控制感染，预防肺部并发症。

(3) 与患者及家属谈话，交代病情并签手术同意书。

六、术前医嘱

(一) 长期医嘱

+ 外科护理常规

+ 二级护理

+ 普通饮食

(二) 临时医嘱（包括术前医嘱）

+ 血、尿、便常规

+ PT、APTT、ACT、HCV、HIV、RPR

+ 血生化

+ 输血前 8 项检查

+ 腹部 B 超检查

+ 全身麻醉下胸膜纤维板剥除术

+ 备皮

+ 备血 800ml

+ 术前晚及术日晨清洁灌肠

+ 术前 12h 禁食、4h 禁饮水

+ 青霉素皮试

+ 苯巴比妥 0.1g，im（术前 0.5h）

+ 阿托品 0.5mg，im（术前 0.5h）

+ 留置尿管

术后观察及处理

一、一般处理

1. 监测生命体征。
2. 体位　患者未清醒时，取平卧位，头转向一侧，便于呼吸道的管理，避免误吸。
3. 注意胸腔引流量。因胸膜剥除术损伤较大，术中彻底止血困难，术后往往渗血较多。
4. 饮食和输液　术后1日即可以进食。一般不需要静脉输液补充。
5. 吸氧　吸氧能改善缺氧，减轻肺水肿，有助于心肺功能的恢复。
6. 抗感染　使用抗生素预防感染。
7. 其他　术后2~3日需拍X线胸片。

二、并发症的预防及处理

1. 伤口感染　手术中注意无菌操作，保护切口。彻底、反复冲洗脓腔。术后应用有效的抗菌药物。
2. 术后出血　术中仔细止血。出血少者，多可以自止。出血多时，应立即进手术室重新开胸、止血。
3. 支气管胸膜瘘　多见于慢性脓胸，纤维板剥除术后。术中应操作轻柔，仔细缝合小支气管。关胸前检查，缝合较大的漏气。术后增加营养，促进组织愈合。

三、术后医嘱

（一）术后长期医嘱

+ 外科护理常规
+ 胸部手术后护理
+ 一级护理
+ 心电监护
+ 吸氧
+ 半流质饮食（6h后）
+ 半卧位
+ 记录出入量
+ 5％葡萄糖注射液250ml

- 头孢唑肟钠 3g,iv gtt,bid

(二)术后临时医嘱
- 巴曲酶 2 支,iv,bid
- 哌替啶 25mg,im,prn
- 测血压、脉搏、呼吸,q30min×8 次
- 伤口换药

出院小结

一、预后

脓胸治愈后的效果良好。急性脓胸应尽早、彻底治愈,避免延误成慢性脓胸。

二、出院医嘱

出院后继续抗感染治疗 2 周,以防复发。

病例教学

患者,男,46 岁,长期吸烟史,既往有糖尿病史。主诉两天前突感寒战、发热、左侧胸痛伴呼吸困难。T38.8℃,P90 次/分,BP120/60mmHg,R32 次/分。查体:左侧胸廓饱满,叩实音,呼吸音消失,右肺呼吸音粗。左侧胸腔穿刺抽出黄色脓液,胸腔积液化验可见脓细胞。

问题

1. 最可能的诊断是什么?
2. 还需要其他哪些检查?
3. 应该采用哪些治疗措施?

答案

1. **左侧急性脓胸。**
2. 学习目的:急性脓胸的进一步检查。

血细胞分析、血生化检查、胸部 X 线片、CT 扫描、胸腹部 B 超、心电图、胸腔穿刺、脓液细菌培养及药敏。

3. 学习目的:急性脓胸的治疗。

(1) 收住院,全身抗感染治疗。
(2) 左侧胸腔闭式引流术。

第五节 胸膜肿瘤

胸膜肿瘤分为原发性和转移性两大类。转移性胸膜肿瘤最为常见，占95%以上，多见于肺癌、乳腺癌及消化道恶性肿瘤的胸膜转移。原发性胸膜肿瘤以胸膜纤维瘤和弥漫性恶性胸膜间皮瘤为多见。

胸膜纤维瘤

概述

胸膜纤维瘤（fibrous tumors of the pleura）来源于胸膜间皮下的间叶细胞。分为良性和恶性胸膜纤维瘤。良性胸膜纤维瘤发生于脏层胸膜，多见于中年女性。常伴有肥大性肺性骨关节病和低血糖。恶性胸膜纤维瘤患者常伴有低血糖，而无骨关节病。特点为生长缓慢，局限性生长，表面光滑或分叶，基底部有蒂。

入院评估

一、病史询问要点
1. 胸膜纤维瘤的患者常无自觉症状，体检发现胸内肿瘤。
2. 肿瘤较大时可有咳嗽、胸痛、呼吸困难等症状。
3. 注意询问有无低血糖和骨关节病的病史。
4、有无恶性肿瘤病史。

二、体格检查要点
1. 胸部检查主要依靠胸部X线片和胸部CT。
2. 确诊需要手术胸膜活检。

三、门诊资料分析
患者多为体检发现胸部肿瘤，既往无恶性肿瘤病史。

四、继续检查项目
1. 血生化检查
2. 血肿瘤标记物测定
3. 腹部B超检查
4. 胸腔穿刺活检

五、门诊医嘱

胸膜纤维瘤的患者无论良、恶性，均需住院手术治疗。不能接受手术的患者可放、化疗治疗。

病情分析

一、初步诊断

患者体检发现胸腔肿物，常伴有低血糖或骨关节病。既往无恶性肿瘤病史。胸腔穿刺病理活检可以初步诊断。

二、鉴别诊断

1. 胸膜转移瘤　既往有恶性肿瘤病史，首先应怀疑为胸膜转移瘤。

2. 包裹性胸腔积液　有发热、咳嗽、胸痛等胸膜炎病史。胸腔穿刺抽出为胸腔积液。

三、临床分期或分型

恶性胸膜纤维瘤的分期同恶性胸膜间皮瘤。

良性胸膜纤维瘤细胞学分型可分为 3 型：上皮型、纤维型、混合型。

治疗计划

一、治疗原则

手术切除是唯一有效的治疗方法。良性胸膜纤维瘤切除后很少复发。恶性胸膜纤维瘤要求彻底手术切除，否则容易复发，预后不佳。

二、治疗方法

1. 适应证及禁忌证

（1）无手术禁忌证者均应手术治疗。

（2）患者严重的心肺功能衰竭，不能耐受开胸手术者为禁忌证。

2. 手术方式

（1）胸膜纤维瘤切除术：在距离肿瘤 1cm 以上，将肿物完整切除并送术中病检。

（2）胸腔镜下胸膜纤维瘤切除术：此术式为微创手术，切除原则同上。

3. 注意要点　务必彻底切除，防止复发。

4. 各种手术的优缺点　开胸手术损伤较大。胸腔镜下胸膜纤维瘤切除术损伤较小，但要求高。较大的肿瘤和恶性胸膜纤维瘤，胸腔镜下切除有一定的困难。

5. 术前准备

(1) 控制肺部并发症。

(2) 纠正低血糖。

(3) 向患者及家属交代病情，并签署手术同意书。

弥漫性恶性胸膜间皮瘤

概述

弥漫性恶性胸膜间皮瘤（diffuse malignant mesothelioma）多见于50～70岁患者，男性多于女性，常有石棉接触史。肿瘤沿胸膜表面生长，可侵及肺组织。早期就有肺门及纵隔淋巴结转移，也可通过血行远处转移。

入院评估

一、病史询问要点

1. 患者早期常无自觉症状，多体检发现。
2. 肿瘤较大时可有咳嗽、胸痛、呼吸困难、消瘦等症状。
3. 注意询问有无恶性肿瘤病史。

二、体格检查要点

1. 胸部检查主要表现为胸腔积液。
2. 胸部X线片和CT扫描显示，胸膜明显增厚、结节状块影和胸腔积液。
3. 胸腔穿刺黄色或血性胸腔积液，黏稠为其特点。
4. 确诊需要手术胸膜活检。

三、分析门诊资料

患者多为胸痛、胸闷、呼吸困难就诊。既往无恶性肿瘤病史。

四、继续检查项目

1. 血生化检查
2. 血肿瘤标记物测定

3. 腹部 B 超检查

4. 胸腔穿刺活检

五、门诊医嘱

弥漫性恶性胸膜间皮瘤的患者一般需住院检查，病理活检确诊。

病情分析

一、初步诊断

患者有咳嗽、胸痛、气短、呼吸困难等症状。既往无恶性肿瘤病史。查体：患侧叩实音、呼吸音减低或消失等。X 线胸片和 CT 示胸腔积液症。胸腔穿刺胸腔积液为血性、黏稠。胸膜病理活检可以明确诊断。

二、临床分期或分型

表 2　弥漫性恶性胸膜间皮瘤分期（Butchant 分期法）

分期	肿瘤所累及的结构
Ⅰ期	肿瘤局限在同侧胸膜和肺
Ⅱ期	肿瘤侵犯胸壁或纵隔脏器，胸内淋巴结转移
Ⅲ期	肿瘤穿透膈肌侵及腹腔，对侧胸膜受侵，胸外淋巴结转移
Ⅳ期	远处血行转移

组织学分型可分为 3 型：上皮型、肉瘤样型（纤维型）、混合型。以上皮型多见。

治疗计划

一、治疗原则

弥漫性恶性胸膜间皮瘤由于病变广泛，手术难以根治。手术的作用只能姑息切除，缓解症状。主要以化放疗或免疫治疗为主，预后不佳。

二、治疗方法

1. 化、放疗或免疫治疗

2. 手术治疗方式

(1) 胸膜间皮瘤切除术：扩大切除肿瘤周围组织，力求彻底切除，以防复发。

(2) 胸膜外全肺切除术：将壁层胸膜连同侧肺组织一同切除。

3. 术前准备

向患者及家属交代病情，并签署手术同意书。

三、术前处理

胸膜纤维瘤和弥漫性恶性胸膜间皮瘤术前处理相同。

四、术前医嘱

（一）长期医嘱

+ 外科护理常规
+ 二级护理
+ 普通饮食

（二）临时医嘱（包括术前医嘱）

+ 血、尿、便常规
+ PT、APTT、ACT、HCV、HIV、RPR
+ 血生化
+ 输血前 8 项检查
+ 心电图、超声心动图
+ 腹部 B 超检查
+ 全身麻醉下胸膜肿瘤切除术
+ 备皮
+ 备血 400ml
+ 术前晚及术日晨清洁灌肠
+ 术前 12h 禁食、4h 禁饮水
+ 青霉素皮试
+ 苯巴比妥 0.1g，im（术前 0.5h）
+ 阿托品 0.5mg，im（术前 0.5h）

术后观察及处理

一、一般处理

1. 监测生命体征。

2. 体位　患者未清醒时，取平卧位，头转向一侧，便于呼吸道的管理，避免误吸。

3. 观察胸腔引流量。

4. 饮食和输液　术后1日即可以进食。一般不需要静脉输液补充。

5. 吸氧　吸氧能改善缺氧，减轻肺水肿，有助于心肺功能的恢复。

6. 抗感染　使用抗生素预防感染。

7. 其他　术后2~3日拍X线胸片，观察肺复张情况。

二、并发症的预防及处理

1. 伤口感染　手术中注意无菌操作，术后应用有效的抗菌药物。

2. 术后出血　因术中止血不彻底或血管结扎线脱落。出血少者，应用止血药多可以自止。出血多时，应立即进手术室重新开胸止血。

3. 肺部并发症　术后患者多因伤口疼痛而不敢咳嗽、排痰，常引起肺不张、肺炎等症状。术后应用强效镇痛剂，并鼓励患者咳嗽、排痰。发生肺不张时，可用气管镜吸痰。

三、术后医嘱

（一）术后长期医嘱

+ 外科护理常规
+ 胸部手术后护理
+ 一级护理
+ 心电监护
+ 吸氧
+ 记录出入量
+ 半流质饮食（6h后）
+ 半卧位
+ 5%葡萄糖注射液 250ml
+ 头孢唑肟钠 3g, iv gtt, bid

（二）术后临时医嘱

+ 伤口换药
+ 哌替啶 25mg, im, prn

+ 测血压、脉搏、呼吸，q30min×8 次

出院小结

一、预后

良性胸膜纤维瘤手术效果良好。恶性胸膜纤维瘤切除术后有复发的倾向。弥漫性恶性胸膜间皮瘤预后较差。

二、出院医嘱

良性胸膜纤维瘤出院后定期复查，随访 2 年。弥漫性恶性胸膜间皮瘤术后 3~4 周后，需放、化疗或免疫治疗。

病例教学

患者，女，56 岁。主诉两天前体检发现右侧胸腔内阴影。无咳嗽、胸痛、呼吸困难等症状。既往经常有饭前头晕、心悸、无力等症状。进食后症状可以缓解。X 线胸片、CT 示右侧胸膜肿物。

问题

1. 最可能的诊断是什么？
2. 需要那些检查可以确诊？
3. 适当的治疗方法是什么？

答案

1. 学习目的：胸膜肿瘤的诊断。

患者无意中发现胸部阴影，有低血糖症状。X 线胸片和 CT 示胸膜肿物。

2. 学习目的：确诊胸膜肿瘤的进一步检查。

需要进行胸腔穿刺术、胸膜活检。

3. 学习目的：胸膜肿瘤的治疗。

住院手术治疗。

（龚 民）

第3章

肺部疾病

第一节　肺大疱

概述

肺大疱是因肺泡内压力升高，肺泡壁破裂互相融合形成巨大的囊泡状改变。肺大疱有先天性和后天性两种。先天性多见于小儿，因先天性支气管发育异常引起活瓣作用所致。后天性多见于成人、老年患者，常伴慢性支气管炎和肺气肿。肺大疱有单发也有多发，以位于肺尖部及肺上叶边缘多见。常因剧烈咳嗽、屏气或运动导致大疱突然破裂，形成自发性气胸。

入院评估

一、病史询问要点

1. 临床表现　取决于肺大疱数目、大小和是否伴有阻塞性肺部疾病以及是否引起血气胸。

2. 典型症状　胸闷、气短。

3. 引起气胸　突然发生气急、咳嗽、呼吸困难和剧烈胸痛。

4. 是否有慢性支气管炎、支气管哮喘和肺结核病史，是第几次发作。

二、体格检查要点

1. 多为原有肺部疾病的表现。

2. 气胸　发绀，气管向健侧移位，患侧叩诊呈鼓音，听诊呼吸音消失。

三、分析门诊资料

对于入院前的患者，多根据 X 线胸片和胸部 CT 结果，可得出初步的诊断。先天性和后天性的病程进展、预后转归各有不同。

四、继续检查项目

1. X 线和 CT　为诊断肺大疱的主要手段，可显示大疱的位置、大小、形态和是否破裂引起气胸。

2. 放射性核素肺扫描　可了解肺区域性通气功能及肺血流灌注量。肺大疱在同位素扫描图中示占位性病变，呈缺损区，多用于后天性肺大疱。

3. 肺功能检查　用于老年人、病程长、病变广泛严重而影响呼吸功能者。

病情分析

一、初步诊断

胸部X线表现为位于肺野边缘甚细薄的透亮空腔，可为圆形、椭圆形或较扁的长方形，大小不一。CT检查可发现胸膜下有普通胸片不易显示的直径在1cm以下的肺大疱。

二、鉴别诊断

局限性气胸：肺大疱向四周膨胀，所以在肺尖区、肋膈角或心膈角区均可见到被压迫的肺组织；而局限性气胸则主要是将肺组织向肺内推压，通常可见被压迫的肺部边缘缩向肺门，肺大疱无这种现象。

治疗计划

一、治疗原则

无症状的肺大疱不需治疗。伴有慢性支气管炎或肺气肿的患者，主要治疗原发病变。对体积大的肺大疱，反复并发自发性气胸或继发感染等，应考虑外科治疗。手术中应尽可能多的保留健康肺组织，力争只作肺大疱切除缝合术，或局部肺组织楔形切除术，避免不必要的肺功能损失

二、外科治疗方法

1. 手术适应证

（1）肺大疱患者可出现呼吸困难、感染、出血或长期不愈的气胸、反复气胸。目前认为肺大疱发生2次以上气胸就应该积极手术治疗。

（2）肺气肿产生的肺大疱自愈可能性极小，而且对肺功能影响大，应该尽量早期手术。

2. 手术方式及特点

（1）肺大疱切除术：切开大疱、缝合漏气的支气管，较小的大疱可缝扎或结扎。现多数医院应用电视胸腔镜辅助肺大疱切

除，具有效果良好、微创、住院时间短、恢复快的特点。手术中注意尽可能多的保留健康肺组织，力争只作肺大疱切除缝合术，或局部肺组织楔形切除术，避免不必要的肺功能损失。

(2) 肺大疱外引流术：经肋床插管引流，选大疱中央贴壁胸膜处切除长约 2.5cm 肋骨，将壁层胸膜、脏层胸膜及大疱壁缝合悬吊固定在一起，然后把 Folly 引流管插入肺大疱腔，顶囊内注水后固定导管。通过引流使病理无效腔消失，同时使受压肺逐渐复张，肺功能恢复，创伤小、安全、易操作，对高危老人更安全。

三、术前医嘱

(一) 长期医嘱

- 胸外科护理常规
- 二级护理
- 普通饮食（要根据伴随症如糖尿病、高血压调整）
- 健康教育（戒烟、咳痰等）
- 雾化吸入，bid

(二) 临时医嘱（包括术前医嘱）

- 血、尿、便常规、血型
- PT、APTT
- 生化（肝、肾功能及电解质）
- 乙肝五项、梅毒、丙肝、艾滋病
- 正侧位 X 线胸片
- 腹部 B 超（肝、胆、胰、脾、肾、肾上腺）
- 心电图
- 胸部 CT（平扫加增强）
- 肺功能
- 支气管镜检查
- 全麻下行电视胸腔镜辅助肺大疱切除
- 备皮
- 备红细胞 4U
- 术前晚灌肠
- 术前 12h 禁食、4h 禁饮

- 青霉素皮试
- 地西泮5mg，术前晚口服
- 血气分析

术后观察及处理

一、一般处理

1. 监测生命体征。
2. 体位　患者未清醒时，取平卧位，头转向一侧，便于呼吸道的管理，避免误吸。
3. 饮食和输液　术后1日禁食，此后可进流食。摄入营养、能量不足时，需用静脉输液补充。
4. 吸氧。
5. 抗感染　使用抗生素预防感染。
6. 其他　止血。

二、并发症的预防及处理

1. 肺不张：鼓励患者术后咳痰、雾化吸入、应用祛痰药物。
2. 应激性溃疡：应用抑制胃酸分泌的药物。

三、术后医嘱

（一）术后长期医嘱

- 胸外科护理常规
- 全麻术后护理
- 特级护理
- 持续心电监护
- 测血压、脉搏、呼吸，q30min×8次
- 保留闭式引流
- 记录出入量
- 流质饮食（6h后）
- 平卧位
- 生理盐水250ml
- 头孢呋辛1.5g，iv gtt，q8h
- 氨溴索30mg入壶，bid
- 法莫替丁20mg入壶，bid

（二）术后临时医嘱

+ 5％葡萄糖氯化钠注射液 500ml
+ 维生素 C 1g，iv gtt，qd
+ 巴曲酶 1U，im，bid
+ 血常规、血生化、血气分析
+ 床旁 X 线胸片（术后第一天）

出院小结

一、预后

术后复发率约 5％，预后取决于原发病、肺功能情况及有无并发症，及时处理预后良好。

二、后续治疗

无特殊后续治疗。

三、出院医嘱

随访 1 年。

病例教学

患者，男，52岁，因咳嗽、咳痰、呼吸困难5年，加重2天入院。患者既往有慢支、肺气肿病史。本次因受凉后出现明显呼吸困难，伴有轻微的咳嗽、咳痰，无高热。门诊拍X线胸片，以"气胸"收入院。入院查体：T37.5℃，P100次/分，R30次/分，BP115/70mmHg，患者神志清，半卧位，呼吸急促，大汗。气管居中，颈静脉充盈。桶状胸，双肺叩诊过清音，左上肺呼吸音消失，双肺可闻及少许干啰音，无湿啰音。心浊音界缩小，心音遥远。入院后复习X线胸片：双肺透亮度增强，纹理紊乱；左上肺野可见8cm×10cm的透光区；左侧肺被压缩1/3，但仔细辨认透光区内可见少量细小肺纹理。

问题

1. 最可能的诊断是什么？
2. 鉴别诊断及要点。
3. 治疗原则是什么？

答案

1. 初步诊断：慢性支气管炎、肺气肿、巨大肺大疱。
2. 学习目的：肺大疱的鉴别诊断及要点。

与气胸鉴别,肺大疱起病缓慢,气胸多为突发;肺大疱叩诊过清音,长期无变化,而气胸体征依气胸程度而变化;肺大疱边缘看不到发丝状气胸线,疱内有细小条状纹理,为肺小叶和血管的残遗物,而气胸呈肺外侧的透光带,其中无肺纹理。

3. 学习目的:肺大疱的治疗原则。

巨大肺大疱内科保守治疗效果不佳,建议患者经胸腔镜行肺大疱切除术。

第二节 肺脓肿

概述

肺脓肿是由于多种病因所引起的肺组织化脓性病变。早期为化脓性炎症,继而坏死形成脓肿。多发生于壮年,男多于女。

入院评估

一、病史询问要点

1. 内科诊治经过。

2. 主要症状:畏寒、发热,胸痛,伴咳嗽、咳黏液痰或黏液脓痰

3. 是否有肿瘤、肺炎病史,要求患者及家属提供早年的X线胸片。

二、体格检查要点

与肺脓肿的大小和部位有关。病变较小或位于肺的深部,可无异常体征。病变较大,脓肿周围有大量炎症,叩诊呈浊音或实音,听诊呼吸音减低,有时可闻湿啰音。慢性肺脓肿患者患侧胸廓略塌陷,叩诊浊音,呼吸音减低。可有杵状指(趾)。

三、分析门诊资料

据畏寒、高热、咳嗽和咳大量脓臭痰等病史,结合白细胞总数和中性粒细胞显著增高,肺野大片浓密炎性阴影中有脓腔及液平面的X线征象,可作出诊断。血、痰培养,包括厌氧菌培养、分离细菌,有助于作出病原诊断。分析门诊资料主要是确定是否有外科手术适应证。

四、继续检查项目

1. **血液检查**：白细胞计数增高，核左移。病程长者可有贫血、红细胞沉降率增快等。

2. **痰液检查**：痰液涂片可发现革兰阳性及阴性细菌，培养可检出致病菌，痰培养有助于敏感抗生素的选择。

3. **胸部X线检查**：是肺脓肿的主要诊断方法。急性期为大片致密模糊阴影，按叶段分布呈楔形，当脓肿与支气管相通时，即出现空腔。X线胸片常见液平面。

4. **CT检查**：可更好地了解病变范围、部位、空腔情况。

5. **纤维支气管镜检查**：可以除外支气管内的异物及肿瘤，了解支气管内情况，了解脓液来源，明确病变部位，同时吸脓，注入支气管扩张剂及抗生素等，同时从支气管深部抽取分泌物，检查结核分枝杆菌及一般菌培养和药物敏感试验。

6. **肺功能检查和血气分析检查**。

病情分析

一、初步诊断

诊断依赖于病史、查体、胸部X线和CT检查。

二、鉴别诊断

1. **细菌性肺炎** 早期肺脓肿与细菌性肺炎在症状及X线表现上很相似。肺炎胸部X线片示肺叶或肺段实变或呈片状淡薄炎性病变，边缘模糊不清，但无脓腔形成。

2. **空洞性肺结核** 发病缓慢，病程长，常伴有结核毒性症状；胸部X线片周围可见结核浸润病灶，空洞内一般无液平面；痰中可找到结核分枝杆菌。

3. **支气管肺癌** 肿瘤阻塞支气管引起远端肺部阻塞性炎症，呈肺叶、段分布。癌灶坏死液化形成癌性空洞，常无或仅有低度毒性症状。胸部X线片示空洞常呈偏心、壁较厚、内壁凹凸不平，一般无液平面，通过胸部CT扫描、痰脱落细胞检查和纤维支气管镜检查可确诊。

4. **肺囊肿继发感染** 肺囊肿呈圆形、腔壁薄而光滑，常伴有液平面，患者常无明显的毒性症状。若有感染前的X线片相比较，则更易鉴别。

治疗计划

一、外科治疗原则

急性肺脓肿应采用全身及药物治疗。包括抗生素及体位引流、雾化、吸痰等。慢性肺脓肿则考虑外科手术治疗。

二、治疗方法

外科治疗方法为病变肺叶切除术或胸膜肺切除术。

1. 适应证

(1) 药物治疗3个月后仍痰多、咯血、反复急性感染。胸部X线检查未见改善。

(2) 并发脓胸、支气管胸膜瘘、食管瘘，或有反复气胸。

(3) 不能除外肺癌。

(4) 大咯血或中毒症状无法控制。

2. 手术特点

(1) 肺切除范围多为叶或全肺切除，一般很难行肺段切除。

(2) 术前控制排痰每天<50ml时才考虑手术，但是麻醉诱导后及术间仍可能涌出大量分泌物，因此麻醉要使用双腔气管插管。

(3) 尽量减少出血。

(4) 避免意外损伤周围器官及组织。

(5) 防止胸腔污染。

三、术前医嘱

(一) 长期医嘱

+ 胸外科护理常规
+ 二级护理
+ 普通饮食
+ 健康教育（戒烟、咳痰等）
+ 雾化吸入（生理盐水加氨溴索），bid
+ 生理盐水 250ml
+ 头孢呋辛 1.5g, iv gtt, q8h

(二) 临时医嘱（包括术前医嘱）

+ 血、尿、便常规，血型，红细胞沉降率
+ 痰培养加药敏
+ PT、APTT

- 生化（肝肾功能及电解质）
- 乙肝五项、梅毒、丙肝、艾滋病
- 正侧位 X 线胸片
- 腹部 B 超（肝、胆、胰、脾、肾）
- 心电图
- 胸部 CT（平扫加增强）
- 肺功能
- 支气管镜检查
- 全麻下行肺叶或全肺切除术
- 备皮
- 备红细胞 8U
- 术前晚灌肠
- 术前 12h 禁食、4h 禁饮
- 青霉素皮试
- 地西泮 5mg，术前晚口服
- 血气分析
- 留置尿管

术后观察及处理

一、一般处理

1. 监测生命体征。
2. 体位：患者未清醒时，取平卧位，头转向一侧。
3. 吸氧。
4. 抗感染治疗。

二、并发症的预防及处理

1. 支气管胸膜瘘　早期可重新手术修补瘘口，较晚者宜安置闭式引流。
2. 出血　术中仔细解剖，避免损伤。
3. 脓胸　穿刺或闭式引流。

三、术后医嘱

（一）术后长期医嘱

- 胸外科护理常规
- 全麻术后护理

- 特级护理
- 持续心电监护
- 测血压、脉搏、呼吸，q30min
- 保留闭式引流
- 记录出入量
- 流质饮食（6h 后）
- 平卧位
- 留置导尿管 1 日
- 生理盐水 250ml
- 头孢呋辛 1.5g，iv gtt，q8h
- 甲硝唑 250ml，iv gtt，q12h
- 氨溴索 30mg 入壶，bid
- 法莫替丁 20mg 入壶，bid（1 天）

（二）术后临时医嘱
- 巴曲酶 1U，im，bid
- 巴曲酶 1U 入壶，bid
- 血常规、血生化、血气分析
- 床旁 X 线胸片（术后第一天）

出院小结

一、预后
病灶经手术切除，肺内已无病灶，临床上判定为治愈
二、后续治疗
门诊复查。
三、出院医嘱
1. 全休 2 个月。
2. 长期随访。

病例教学

患者，女，50 岁，因反复咳嗽、咳痰 45 年，咳嗽、发热 7 天，于 2006 年 7 月 1 日入院。45 年前出麻疹后经常咳嗽、咳痰，冬季症状加重，未进行系统治疗。近 2 年来每逢着凉上述症状即出现，伴喘息，经静点抗生素症状可得到缓解。近 7 天因着凉咳嗽、咳痰加重，咳黄色黏液痰，时有胸闷、胸痛、寒战、发热，

体温最高 39.0℃，呼吸困难。查体：体温 38.7℃，血压 120/80mmHg。咽部充血，扁桃体不大。左侧呼吸运动及语音传导减弱，呼吸音减弱，右下肺叩诊呈浊音，可闻及湿啰音。实验室检查：血常规白细胞 $30.5\times10^9/L$，分叶核 94.2%，红细胞沉降率 76mm/h。X 线胸片提示大片浓密阴影，其中有圆形透亮区和液平面。

问题

1. 最可能的诊断是什么？
2. 可能的鉴别诊断是什么？
3. 手术适应证是什么？

答案

1. **诊断：肺脓肿**。
2. **学习目的：掌握肺脓肿的鉴别诊断**。

(1) 细菌性肺炎：早期肺脓肿与细菌性肺炎在症状及 X 线胸片表现上很相似。肺炎胸部 X 线片示肺叶或肺段实变或呈片状淡薄炎性病变，边缘模糊不清，但无脓腔形成。

(2) 空洞性肺结核：发病缓慢，病程长，常伴有结核毒性症状；胸部 X 线片周围可见结核浸润病灶，空洞内一般无液平面；痰中可找到结核分枝杆菌。

(3) 支气管肺癌：肿瘤阻塞支气管引起远端肺部阻塞性炎症，呈肺叶、段分布。癌灶坏死液化形成癌性空洞。常无或仅有低度毒性症状。胸部 X 线片示空洞常呈偏心、壁较厚、内壁凹凸不平，一般无液平面。通过胸部 CT 扫描、痰脱落细胞检查和纤维支气管镜检查可确诊。

(4) 肺囊肿继发感染：肺囊肿呈圆形、腔壁薄而光滑，常伴有液平面，患者常无明显的毒性症状。若有感染前的 X 线片相比较，则更易鉴别。

3. **学习目的：掌握肺脓肿的手术适应证**。

(1) 药物治疗 3 个月后仍痰多、咯血、反复急性感染。胸部 X 线检查未见改善。

(2) 并发脓胸、支气管胸膜瘘、食管瘘，或有反复气胸。

(3) 不能除外肺癌。

(4) 大咯血或中毒症状无法控制。

第三节 支气管扩张

概述

支气管扩张是由支气管壁和周围肺组织的炎性破坏所致，多由后天性疾病引起。感染与支气管阻塞互为因果，在疾病的形成与发展中起着主要的作用。

入院评估

一、病史询问要点

1. 内科诊治经过。

2. 是否咯血，咳痰的颜色、量和气味与体位是否有关。

3. 是否有肿瘤、肺炎病史，要求患者及家属提供早年的 X 线胸片。

二、体格检查要点

早期病变范围小或位于肺组织深部，可无异常体征。病变范围较大，则可听到局限性的湿啰音和呼气性啰音。病程长者可有贫血、营养不良和杵状指。

三、分析门诊资料

对于入院拟行外科治疗的支气管扩张患者，多根据病史、X 线胸片和胸部 CT 结果可得出基本明确的诊断。分析门诊资料主要是确定是否有外科手术适应证。

四、继续检查项目

1. 痰培养 为术前和术后的抗生素使用提供依据。

2. X 线检查 胸部 X 线和 CT 检查可以确定病灶的部位、性质、范围，了解发病情况及用于治疗效果的判断。支气管造影可显示明确的病变部位、范围和程度，但目前不常用。

病情分析

一、初步诊断

诊断依赖于病史、胸部 X 线、CT 和支气管造影检查。

二、鉴别诊断

1. 慢性支气管炎 多发生在中年以上的患者，在气候多变的冬、春季节咳嗽、咳痰明显，多为白色黏液痰，很少脓性痰。两肺底有散在细的干、湿啰音。

2. 肺脓肿　起病急，有高热、咳嗽、大量脓臭痰；X线检查可见局部浓密炎症阴影，中有空腔液平面。

3. 肺结核　常有低热、盗汗等结核性全身中毒症状，干、湿啰音多位于上肺局部，X线胸片和痰结核分枝杆菌检查可作出诊断。

4. 先天性肺囊肿　X线检查可见多个边界纤细的圆形或椭圆形阴影，壁较薄，周围组织无浸润。支气管造影可协助诊断。

治疗计划

一、外科治疗原则

支气管扩张的治疗原则是消除病原、促进痰液排出、控制感染等内科保守治疗，必要时行外科手术。

二、治疗方法

外科治疗方法为病变肺叶切除术。

1. 适应证

（1）病变局限、有明显症状或肺部反复感染时，可以彻底切除病变肺组织。

（2）双侧均有病变，一侧严重，对侧很轻，症状主要为病重一侧，可以切除该侧。术后如对侧病变仍有症状可药物治疗。

（3）双侧都有局限较重病变，如有大咯血等症状，先切除重的一侧。此后如对侧病变稳定，观察及内科治疗；如病变进展，再切除。

（4）大咯血的急症切除。

2. 禁忌证

（1）一般情况差，不能耐受手术。

（2）病变范围广泛。

（3）合并肺气肿、哮喘或肺源性心脏病者。

3. 手术方式及特点

（1）如为局限性病变，其他处正常，可切除一段至全肺，最常切除的是左下叶加舌段、左下叶或右下叶及右中叶。

（2）下叶基底段有病变，而背段正常的情况下，背段可以保留。但基底段即使未全部波及，一般也不作单个基底段的切除。

(3) 舌上段有时未波及，可单独行舌下段切除。

(4) 双侧病变，如都比较局限、患者年轻、一般情况良好时，可以一次同时切除，用前胸双侧前切口或序贯用双侧侧切口手术。如一般情况差，先做一侧，对侧过 3～6 个月后再做。

4. 术前准备

(1) 各种常规化验，注重痰培养及药物敏感试验。

(2) 肺功能、血气、核素、肺灌注检查。

(3) 改善营养。

(4) 痰多者给予合适抗生素，最好痰量减少至 30ml/d 以下，痰由脓性变为黏液性时再手术，用药时间可能长至 2 周以上。

(5) 痰多时可体位引流。

(6) 进行呼吸练习及理疗，以改善肺功能。

三、术前医嘱

(一) 长期医嘱

+ 胸外科护理常规
+ 二级护理
+ 普通饮食
+ 健康教育（戒烟、咳痰等）
+ 雾化吸入（生理盐水加氨溴索），bid
+ 生理盐水 250ml
+ 头孢呋辛 1.5g, iv gtt, q8h

(二) 临时医嘱（包括术前医嘱）

+ 血、尿、便常规，血型、红细胞沉降率
+ 痰培养加药敏
+ PT、APTT
+ 生化（肝、肾功能及电解质）
+ 乙肝五项、梅毒、丙肝、艾滋病
+ 正侧位 X 线胸片
+ 腹部 B 超（肝、胆、胰、脾、肾）
+ 心电图
+ 胸部 CT（平扫加增强）

- 肺功能
- 支气管镜检查
- 全麻下行肺段/肺叶/全肺切除术
- 备皮
- 备红细胞 4U
- 术前晚灌肠
- 术前 12h 禁食、4h 禁饮
- 青霉素皮试
- 地西泮 5mg，术前晚口服
- 血气分析
- 留置尿管

术后观察及处理

一、一般处理

1. 监测生命体征。

2. 体位　患者未清醒时，取平卧位，头转向一侧。

3. 吸氧。

4. 抗感染治疗。

二、并发症的预防及处理

1. 支气管胸膜瘘　早期可重新手术修补瘘口，较晚者宜安置闭式引流。

2. 肺不张和肺炎　抗炎和支气管镜吸痰。

3. 脓胸　穿刺或闭式引流。

4. 胸腔内出血　使用止血药物，必要时再次开胸止血。

三、术后医嘱

（一）术后长期医嘱

- 胸外科护理常规
- 全麻术后护理
- 特级护理
- 持续心电监护
- 测血压、脉搏、呼吸，q30min×8 次
- 保留闭式引流
- 记录出入量

- 流质饮食（6h后）
- 平卧位
- 留置导尿管1日
- 生理盐水250ml
- 头孢呋辛1.5g，iv gtt，q8h
- 氨溴索30mg入壶，bid

（二）术后临时医嘱
- 法莫替丁20mg入壶
- 5%葡萄糖氯化钠注射液500ml
- 维生素C 1g，iv gtt，qd
- 巴曲酶1U，im，bid
- 巴曲酶1U入壶，bid
- 血常规、血生化、血气分析
- 床旁X线胸片（术后第一天）

出院小结

一、预后
病灶经手术切除，肺内已无病灶，临床上判定为治愈。
二、后续治疗
门诊复查。
三、出院医嘱
1. 全休2个月。
2. 长期随访。

病例教学

患者，女，30岁。因反复咳嗽、咳痰10余年，以晨起明显。目前病情稳定，患者每日咳数十口黄脓痰，无发热、气促、咯血等症状。患者年幼时曾有"支气管肺炎"病史，曾行胸部高分辨CT（HRCT）检查示右肺下叶后基底段"柱状支气管扩张"。无其他基础疾病，无烟酒不良嗜好。化验：血红蛋白92g/L，WBC $8.5×10^9$/L，N73%，L27%，ESR35mm/h。

问题
1. 最可能的诊断是什么？
2. 可能的鉴别诊断是什么？

3. 术前准备有什么？

答案

1. 诊断：支气管扩张。

2. 学习目的：支气管扩张的鉴别诊断。

（1）慢性支气管炎：多发生在中年以上的患者，在气候多变的冬、春季节咳嗽、咳痰明显，多为白色黏液痰，很少脓性痰。两肺底有散在细的干、湿啰音。

（2）肺脓肿：起病急，有高热、咳嗽、大量脓臭痰；X线检查可见局部浓密炎症阴影，中有空腔液平面。

（3）肺结核：常有低热、盗汗等结核性全身中毒症状，干、湿啰音多位于上肺局部。X线胸片和痰结核分枝杆菌检查可作出诊断。

（4）先天性肺囊肿：X线检查可见多个边界纤细的圆形或椭圆形阴影，壁较薄，周围组织无浸润。支气管造影可助诊断。

3. 学习目的：支气管扩张的术前准备。

（1）各种常规化验，注重痰培养及药物敏感试验。

（2）肺功能、血气、核素、肺灌注检查。

（3）改善营养。

（4）抗生素治疗。

（5）体位引流。

（6）呼吸练习及理疗。

第四节 肺 癌

概述

肺癌多数起源于支气管黏膜上皮，也称支气管肺癌，为当前世界各地最常见的恶性肿瘤之一，居癌症之首位。病理分为小细胞和非小细胞肺癌，后者又进一步分为鳞癌、腺癌和大细胞癌。病因尚不明确，与下列因素有关：吸烟、大气污染及长期接触石棉、铬、镍、铜、砷和放射性物质。另外，癌基因和抑癌基因的突变和异常表达与肺癌的发病有密切关系。

入院评估

一、病史询问要点

1. 临床表现　取决于其部位和扩散的类型。
2. 典型症状　刺激性咳嗽、痰中带血、气促。
3. 晚期症状　声音嘶哑、剧烈胸痛、吞咽困难、进行性消瘦。
4. 是否有肿瘤、肺结核、肺炎病史，要求患者及家属提供早年的X线胸片。

二、体格检查要点

1. 早期肺癌　多无明显的阳性体征。
2. 中、晚期肺癌　面部、颈部和上肢静脉怒张、组织水肿（上腔静脉受压），胸部叩诊音浊（胸腔积液），Horner综合征（上叶顶部肺癌），锁骨上淋巴结肿大。
3. 副癌综合征　骨关节病、重症肌无力、Cushing综合征、多发性神经肌肉痛。

三、分析门诊资料

对于入院前的肺癌患者，多根据X线胸片和胸部CT结果，可得出初步的诊断。80%的首诊肺癌患者为晚期，失去了手术的机会。小细胞和非小细胞肺癌的治疗方案、病程进展、预后转归各有不同。

四、继续检查项目

1. X线胸片和CT　为诊断肺癌的主要手段，可显示肺部阴影的位置（中心或周围）、大小、形态（分叶及毛刺征）和是否外侵（胸膜皱缩），另外可有胸腔积液和肺炎等表现。
2. PET/CT　即由CT提供病灶精确解剖定位，PET提供病灶详尽的功能等信息，一次显像就可获得各方位的断层图像，达到早期发现病灶和诊断疾病目的，有助于对肺癌进行分期和术前评估。
3. 支气管镜检查　可用于显示并活检支气管肿瘤，可视范围限于主支气管及其二级分支，可通过冲洗、刷检和活检采取肿瘤标本。
4. 纵隔镜检查　明确是否有纵隔和肺门淋巴结转移，确定诊断并辨别肿瘤能否手术。

5. 病理检查　术前常规做痰细胞学检查。对于无法明确诊断的周围型病灶，可行经胸壁穿刺活检，但要严格掌握适应证。对于转移性病灶如锁骨上淋巴结可病灶切除或穿刺活检。对于有胸腔积液的患者，可抽取胸腔积液找癌细胞。

病情分析

一、初步诊断

诊断依赖于病史、胸部 X 线、CT 和 PET-CT 检查，确诊需要术前及术后病理检查。误诊的原因多半是早期肺癌的影像学特征缺乏特异性。

二、鉴别诊断

（一）肺结核病

1. 肺结核球　易与周围型肺癌混淆。肺结核球多见于青年患者。病变常位于上叶尖、后段或下叶背段，一般增长不明显，病程较长。在 X 线胸片上块影密度不均匀，可见到稀疏透光区，常有钙化点，边缘光滑，分界清楚，肺内常另有散在性结核病灶。

2. 粟粒性肺结核　X 线征象与弥漫型细支气管肺泡癌相似。粟粒性肺结核常见于青年，发热、盗汗等全身毒性症状明显，抗结核药物治疗可改善症状。

3. 肺门淋巴结结核　在 X 线胸片上的肺门块影可能误诊为中央型肺癌。肺门淋巴结结核多见于青幼年，常有结核感染症状，很少有咯血，结核分枝杆菌素试验常为阳性，抗结核药物治疗效果好。

（二）肺部炎症

1. 支气管肺炎　早期肺癌产生的阻塞性肺炎易被误诊为支气管肺炎。支气管肺炎一般起病较急，发热、寒战等感染症状比较明显，经抗菌药物治疗后症状迅速消失，肺部病变也较快吸收。如炎症吸收缓慢或反复出现，应进一步深入检查。

2. 肺脓肿　肺癌中央部分坏死液化形成癌性空洞时，X 线征象易与肺脓肿混淆。肺脓肿病例常有吸入性肺炎病史。急性期有明显的感染症状，痰量多，呈脓性，有臭味。X 线片上空洞壁较薄，内壁光滑，有液平面，脓肿周围的肺组织或胸膜常有炎性病变。支气管造影时造影剂多可进入空洞,并常伴有支气管扩张。

(三) 其他胸部肿瘤

1. 肺部良性肿瘤　肺部良性肿瘤有时需与周围型肺癌相鉴别。肺部良性肿瘤一般不呈现临床症状,生长缓慢,病程长。在X线片上显示接近圆形的块影,可有钙化点,轮廓整齐,边界清楚,多无分叶状。

2. 肺部孤立性转移癌　肺部孤立性转移癌很难与原发性周围型肺癌相区别。鉴别诊断主要依靠详细病史和原发癌肿的症状和体征。肺转移性癌一般较少出现呼吸道症状和痰血,痰细胞学检查不易找到癌细胞。

3. 纵隔肿瘤　中央型肺癌有时可能与纵隔肿瘤混淆。纵隔肿瘤较少出现咯血,痰细胞学检查未能找到癌细胞。支气管镜和纵隔镜检查有助于鉴别诊断。

三、临床分期或分型

目前,国内使用的分期是采用1997年国际抗癌联盟公布的修订后的肺癌国际分期。

原发肿瘤(T)

T_X:原发肿瘤不能评价;或痰、支气管冲洗液找到癌细胞但影像学或支气管镜没有可视肿瘤

T_0:没有原发肿瘤的证据

Tis:原位癌

T_1:肿瘤最大径≤3cm,周围为肺或脏层胸膜所包绕,没有累及主支气管

T_2:肿瘤大小或范围符合以下任何一点:

　　肿瘤最大径>3cm

　　累及主支气管,但距隆突≥2cm

　　累及脏层胸膜

　　扩展到肺门的肺不张或阻塞性肺炎,但不累及全肺

T_3:任何大小的肿瘤已直接侵犯了下述结构之一者:胸壁(包括上沟瘤)、膈肌、纵隔胸膜、心包;肿瘤位于距隆突2cm以内的主支气管但尚未累及隆突;全肺的肺不张或阻塞性炎症

T_4:任何大小肿瘤已直接侵犯了下述结构之一者:纵隔、心

脏、大血管、气管、食管、椎体、隆突；恶性胸腔积液或恶性心包积液；原发肿瘤同一叶内出现单个或多个的卫星结节

区域淋巴结（N）

N_X：区域淋巴结不能评价

N_0：没有区域淋巴结转移

N_1：转移至同侧支气管周围淋巴结和（或）同侧肺门淋巴结，和原发肿瘤直接侵及肺内淋巴结

N_2：转移至同侧纵隔和（或）隆突下淋巴结

N_3：转移至对侧纵隔、对侧肺门淋巴结，同侧或对侧斜角肌或锁骨上淋巴结

远处转移（M）

M_X：远处转移不能评价

M_0：没有远处转移

M_1：有远处转移

0 期　　$T_{is}N_0M_0$

ⅠA 期　$T_1N_0M_0$

ⅠB 期　$T_2N_0M_0$

ⅡA 期　$T_1N_1M_0$

ⅡB 期　$T_2N_1M_0$，$T_3N_0M_0$

ⅢA 期　$T_3N_1M_0$，$T_{1-3}N_2M_0$

ⅢB 期　T_4任何 NM_0，任何 $T N_3 M_0$

Ⅳ 期　　任何 T 任何 NM_1

治疗计划

一、治疗原则

非小细胞肺癌的治疗原则是以外科手术为主的多学科综合治疗，包括化疗、放疗、中医、免疫和靶向治疗。而小细胞肺癌的治疗是以化疗为主。

二、治疗方法

1. 手术治疗

（1）适应证及禁忌证

1）适应证：①临床分期为Ⅰ、Ⅱ及ⅢA 期的非小细胞肺癌；②诊断不明的肺内块影应该取比较积极的态度，尽早手术探查；

③虽然病期已经偏晚，但对于无法控制的肺内并发炎症或肺不张影响到换气功能时，也可以考虑施行姑息性手术；④小细胞肺癌Ⅰ期患者经术前化疗后亦可考虑手术。

2) 禁忌证：①胸外淋巴结转移；②远处转移；③广泛肺门纵隔淋巴结转移无法清除者；④严重侵犯周围器官及组织、估计切除困难者；⑤心、肺、肝、肾等功能严重障碍。

(2) 术前准备（全身准备及专科准备）

①心肺功能检查；②骨ECT、头部MRI、肝、双肾及肾上腺B超检查；③呼吸道准备：戒烟，雾化治疗，有肺部感染者一般术前用有效抗生素，咳嗽、咳痰较多患者应行痰培养及药敏试验。

(3) 手术方式及特点：肺癌手术的原则是彻底切除原发灶，清除所属淋巴结，最大限度保留肺功能，包括以下几种术式：

①局部切除术：是指楔形癌块切除和肺段切除，适用于体积很小的原发癌，年老体弱肺功能差或癌分化好、恶性度较低者。

②肺叶切除术：对于孤立性周围型肺癌局限于一个肺叶内，无明显淋巴结肿大，可行肺叶切除术。

③袖状肺叶切除和楔形袖状肺叶切除术：适用于癌瘤位于叶支气管，且累及叶支气管开口者，可最大限度保留肺功能。

④全肺切除：凡病变广泛，用上述方法不能切除病灶时，可慎重考虑行全肺切除。

⑤隆突切除和重建术：适用于肿瘤超过主支气管，累及隆突或气管侧壁但未超过2cm时。

2. 化学治疗

(1) 适应证及禁忌证

1) 适应证：①病理确诊的肺癌，但不能手术及术后复发转移者；②术后病理分期ⅠB期以上者；③有胸腔或心包积液者需采用局部化疗者；④PS 0～2分。

2) 禁忌证：①年老体衰或恶病质，PS>2者；②心、肝、肾功能严重障碍者；③有并发症和感染发热，有出血倾向者。

(2) 注意要点：目前多使用间歇联合化疗，亦即按癌细胞类型结合细胞动力学原理，合理选择几种药物，间隔一定时间联合应用，可发挥药物的协同作用，延长缓解期，减轻毒性反应，其治疗效果比单用一种药物要好。化疗中要注意化疗副作用，主要为骨髓抑制、胃肠道反应和静脉炎。常用一线药物有顺铂、卡铂、紫杉醇、吉西他滨、长春瑞滨、伊立替康和依托泊苷。常用二线药物有多烯紫杉醇和培美曲塞二钠。

3. 放射治疗

(1) 适应证及禁忌证

1) 适应证：①病变局限于一侧肺伴有同侧肺门纵隔或锁骨上淋巴结转移者。②可以手术治疗，但因某种原因不能手术的确诊患者，有手术禁忌或拒做手术的早于ⅢA期的病例。③心、肺、肝、肾功能基本正常，WBC$>3.0\times10^{12}$/L，Hb>100g/L者。④PS 0～2分。⑤姑息性放疗适用于照射范围不能全部包括肿瘤范围或照射剂量难以达到根治剂量的肺癌患者。目的是减轻患者痛苦，延长生命，提高生活质量，如上腔静脉综合征和阻塞性肺炎。⑥术前放疗适用于局部晚期但估计通过放疗，肿瘤缩小能手术切除者。⑦手术后放疗用于术前估计不足，手术切除不彻底的病例。

2) 禁忌证：①恶病质；②高度肺气肿；③全身广泛转移；④癌变范围广泛；⑤癌性空洞或巨大肿瘤。

(2) 注意要点：放射治疗已从常规放疗技术发展为以三维适形及伽马刀等立体定向放疗为代表的精确放疗技术，以提高肿瘤治疗的精确性并对正常组织有效地保护。但仍要注意放疗引起的骨髓抑制、放射性肺炎、放射性食管损伤、放射性呼吸道损伤等并发症，并给予相应处理。

三、术前医嘱

(一) 长期医嘱

✦ 胸外科护理常规

✦ 二级护理

✦ 普通饮食（要根据伴随症如糖尿病、高血压调整）

✦ 健康教育（戒烟、咳痰等）

✦ 雾化吸入，bid

(二)临时医嘱(包括术前医嘱)

- 血、尿、便常规,血型
- PT、APTT
- 生化(肝肾功能及电解质)
- 乙肝五项、梅毒、丙肝、艾滋病
- 肿瘤标记物(CEA、NSE、CYFRA21-1等)
- 正侧位 X 线胸片
- 腹部 B 超(肝胆胰脾肾肾上腺)
- 心电图
- 胸部 CT(平扫加增强)
- 头部 MRI
- PET-CT(必要时)
- 全身骨扫描
- 肺功能
- 支气管镜检查
- 全麻下行肺叶/全肺切除术
- 备皮
- 备红细胞 4U
- 术前晚灌肠
- 术前 12h 禁食、4h 禁饮
- 青霉素皮试
- 地西泮 5mg,术前晚口服
- 血气分析
- 留置尿管

术后观察及处理

一、一般处理

1. 监测生命体征。

2. 体位 患者未清醒时,取平卧位,头转向一侧,便于呼吸道的管理,避免误吸。

3. 饮食和输液 术后 1 日禁食,此后可进流食。摄入营养、能量不足时,需用静脉输液补充。

4. 吸氧。

5. 抗感染　使用抗生素预防感染。
6. 其他　止血。

二、并发症的预防及处理

1. 肺不张　鼓励患者术后咳痰、雾化吸入、应用祛痰药物。
2. 应激性溃疡　应用抑制胃酸分泌的药物。

三、术后医嘱

（一）术后长期医嘱

+ 胸外科护理常规
+ 全麻术后护理
+ 特级护理
+ 持续心电监护
+ 测血压、脉搏、呼吸，q30min×8次
+ 保留闭式引流
+ 记录出入量
+ 流质饮食（6h后）
+ 平卧位
+ 留置导尿管1日
+ 5%葡萄糖注射液 500ml
+ 头孢呋辛 1.5g，iv gtt，q8h
+ 氨溴索 30mg 入壶，bid
+ 法莫替丁 20mg 入壶，bid

（二）术后临时医嘱

+ 5%葡萄糖氯化钠注射液 500ml
+ 维生素C 1g，iv gtt，qd
+ 巴曲酶 1U，im，bid
+ 血常规、血生化、血气分析
+ 床旁X线胸片（术后第一天）

出院小结

一、预后

肺癌术后的平均五年生存率约20%。影响预后的因素有肿瘤的病理类型、TNM分期、手术方式、是否有手术残留、年龄、身体状况和免疫状态。

二、后续治疗

手术后可根据上述因素进行辅助化疗和术后放疗，另外也可辅以免疫及中医中药治疗。

三、出院医嘱

1. 长期随访。
2. 1 个月后化疗（ⅠB 期以上者）。

病例教学

患者，男，56 岁，痰中带血 2 周，无发热、盗汗、胸痛、消瘦，追问 2 年前体检时拍 X 线胸片无异常。查体无特殊阳性体征。拍 X 线胸片和胸部 CT 提示右肺门部占位，直径 5cm，右上叶支气管截断，右肺门和上腔静脉后可见淋巴结，最大 1.5cm。

问题

1. 初步诊断首先考虑什么？需要与哪些疾病鉴别？
2. 还需要哪些进一步检查？
3. 根据上述资料，请给出初步的临床 TNM 分期。
4. 该患是否适合手术治疗？可选择哪种术式？

答案

1. 学习目的：肺癌的典型症状和鉴别诊断。

痰中带血为肺癌的典型症状，加之 2 年前 X 线胸片无异常，因此初步诊断以肺癌可能性大。应该与肺门淋巴结结核、肺良性肿瘤和纵隔肿瘤鉴别。

2. 学习目的：列出疑似肺癌患者的辅助检查。

进行支气管镜检查、痰细胞学检查，必要时进行 PET-CT 和纵隔镜检查。

3. 学习目的：掌握肺癌术前 TNM 分期的标准以指导临床治疗。

$T_2N_2M_0$，ⅢA 期

4. 学习目的：掌握肺癌的手术适应证和手术方法。

患者若无远处转移，可以考虑手术治疗，根据术中探查结果，可选择右肺上叶切除、右肺上叶袖状切除和右全肺切除术加肺门、纵隔淋巴结清扫。

第五节　肺结核的外科治疗

概述

肺结核外科治疗的首要条件是病变通过内科治疗病情已经稳定，不再处于活动进展播散期，但是其中有些病变不可逆转恢复，需要采用外科手术切除病灶或用萎陷疗法促进愈合。必须明确，外科治疗是肺结核综合疗法的一个组成部分，主要包括肺切除术和胸廓成形术。至于其他种类的萎陷疗法（如膈神经压榨术、胸膜外或骨膜外填充术）和空洞引流术等方法，近年来已很少应用。

入院评估

一、病史询问要点

1. 内科诊治经过。

2. 是否有结核中毒的一般症状，如午后低热、盗汗、食欲缺乏、全身乏力等症状

3. 是否有肿瘤、肺炎病史，要求患者及家属提供早年的 X 线胸片。

二、体格检查要点

早期病变范围小或位于肺组织深部，可无异常体征。病变范围较大，患侧呼吸运动减低，叩诊呈浊音。

三、分析门诊资料

对于入院拟行外科治疗的肺结核患者，多根据病史、X 线胸片和胸部 CT 结果，可得出基本明确的诊断。分析门诊资料主要是确定是否有外科手术适应证。

四、继续检查项目

1. 痰结核分枝杆菌检查

（1）痰涂片检查：简便易行，准确性较高，但阳性率低。

（2）痰结核分枝杆菌培养，结果可信度高，并能做结核分枝杆菌药敏试验，但需时 6～8 周。

2. X 线检查　胸部 X 线和 CT 检查可以确定病灶的部位、性质、范围，了解发病情况并用于治疗效果的判断。

3. 肺结核病免疫学诊断　结核分枝杆菌素纯蛋白衍化物（PPD）试验，血、痰结核抗体检测，测结核分枝杆菌的代谢物，进行聚合酶链反应（PCR）检测。

4. 其他检查

（1）纤维支气管镜检查：可以直接观察或间接判断支气管、肺内病变，并且有活组织检查、灌洗、录像、拍摄气管内照片等功能。

（2）胸腔镜和纵隔镜检查：均可用于观察胸腔、纵隔内肿大淋巴结，并可取出活组织检查以利于诊断和鉴别诊断。

（3）超声波检查：主要用于胸腔积液的诊断和鉴别诊断。

（4）PET/CT：与恶性肿瘤鉴别。

病情分析

一、初步诊断

诊断依赖于病史、胸部X线、CT和痰结核分枝杆菌检查。肺结核的症状、体征、X线等表现可与多种呼吸道及全身性疾病相混淆。在表现不典型和缺乏细菌学或病理学确诊根据时容易误诊。

二、鉴别诊断

1. 肺癌　中心型在肺门处有结节影或有肺门纵隔淋巴结转移，需与淋巴结核鉴别；周围型在肺周围有小片浸润、结节，需与结核球或结核浸润性病灶鉴别。不能确诊时应剖胸探查。

2. 肺炎　肺部非细菌性（支原体、病毒、过敏）肺炎常显示斑片影，与早期浸润性肺结核的表现相似；而细菌性肺炎出现大叶性病变时可与结核性干酪肺炎相混淆，都需鉴别。与炎症疾病鉴别一般不先用抗结核治疗而先抗感染治疗。

3. 肺脓肿　浸润型肺结核如有空洞常需与肺脓肿鉴别，慢纤洞型需与慢性肺脓肿鉴别。

4. 慢性支气管炎　常与慢纤洞患者症状相似，但X线与痰菌检查易于鉴别。

治疗计划

一、外科治疗原则

手术治疗原则是最大限度切除病变组织，保存尽可能多的肺功能和消灭残腔。手术前、后应该重视抗结核的全身疗法。肺结核大咯血而其他治疗方法未能止血时，在明确出血部位后，应行急症手术。

二、治疗方法

1. 肺切除术

（1）适应证：①肺结核空洞（厚壁空洞、张力空洞、巨大空洞和下叶空洞）；②结核性球形病灶；③毁损肺；④结核性支气管狭窄或支气管扩张；⑤反复或持续咯血；⑥其他适应证（久治不愈的慢性纤维干酪型肺结核，病灶比较集中、胸廓成形术后仍有排菌、诊断不确定的肺部可疑块状阴影或原因不明的肺不张）。

（2）禁忌证：①肺结核正在扩展或处于活动期或肺内其他部位出现新的浸润性病灶；②一般情况和心肺代偿能力差；③检查提示病肺切除后将严重影响患者呼吸功能者；④合并肺外其他脏器结核病，经过系统的抗结核治疗，病情仍在进展或恶化者。

（3）术前准备及术后处理：①询问抗结核药物治疗史，有耐药性的患者应采用新的抗结核药物作术前准备；②心肺功能检查；③痰菌阳性者应作支气管镜检；④术后继续抗结核治疗至少6～12个月。

2. 胸廓成形术

（1）适应证：①上叶空洞，不能耐受肺切除术者；②上叶空洞，但中下叶亦有结核病灶；③一侧广泛肺结核灶，一般情况差不能耐受全肺切除术。

（2）禁忌证：①张力空洞、厚壁空洞以及位于中下叶或近纵隔处的空洞；②结核性球形病灶或结核性支气管扩张；③青少年患者。

（3）手术方式及特点：胸廓成形术应自上而下分期切除肋骨，每次切除肋骨不超过3～4根，每次分期间隔约3周左右。每根肋骨切除的长度应后端包括胸椎横突，前端在第1～3肋应包括肋软骨，以下逐渐依次缩短。切除肋骨的总数应超过空洞以下2肋。

三、术前医嘱

（一）长期医嘱

✦ 胸外科护理常规

✦ 二级护理

- 普通饮食
- 健康教育（戒烟、咳痰等）
- 异烟肼 0.3g，qd
- 利福平 0.45g，qd
- 乙胺丁醇 0.75g，qd
- 葡醛内酯 0.1g，tid

（二）临时医嘱（包括术前医嘱）
- 血、尿、便常规，血型，红细胞沉降率
- 痰涂片查结核分枝杆菌
- 结核分枝杆菌素试验
- 结核抗体
- PT、APTT
- 生化（肝肾功能及电解质）
- 乙肝五项、梅毒、丙肝、艾滋病
- 正侧位 X 线胸片
- 腹部 B 超（肝胆胰脾肾）
- 心电图
- 胸部 CT（平扫加增强）
- 肺功能
- 支气管镜检查
- 全麻下行肺叶/全肺切除术
- 备皮
- 备红细胞 4U
- 术前晚灌肠
- 术前 12h 禁食、4h 禁饮
- 青霉素/链霉素皮试
- 地西泮 5mg 术前晚口服
- 血气分析
- 留置尿管

术后观察及处理

一、一般处理

1. 监测生命体征。

2. 体位　患者未清醒时，取平卧位，头转向一侧，便于呼吸道的管理，避免误吸。

3. 吸氧。

4. 抗感染及抗结核治疗。

二、并发症的预防及处理

1. 支气管胸膜瘘　瘘的处理取决于术后发生瘘的时间。早期可重新手术修补瘘口，较晚者宜安置闭式引流。

2. 顽固性含气残腔　多数经几个月逐渐消失。少数有需按支气管瘘处理。

3. 脓胸　穿刺或闭式引流。

4. 结核播散　重点在于预防，即在术前采用有效的抗结核药物作术前准备。

三、术后医嘱

（一）术后长期医嘱

+ 胸外科护理常规
+ 全麻术后护理
+ 特级护理
+ 持续心电监护
+ 测血压、脉搏、呼吸，q30min×8次
+ 保留闭式引流
+ 记录出入量
+ 流质饮食（6h后）
+ 平卧位
+ 留置导尿管1日
+ 生理盐水250ml
+ 头孢呋辛1.5g, iv gtt, q8h
+ 氨溴索30mg入壶, bid
+ 法莫替丁20mg入壶, bid
+ 抗结核治疗同术前

（二）术后临时医嘱

+ 5%葡萄糖氯化钠注射液500ml
+ 维生素C 1g, iv gtt, qd

- 巴曲酶 1U，im，bid
- 巴曲酶 1U 入壶，bid
- 血常规、血生化、血气分析
- 床旁 X 线胸片（术后第一天）

出院小结

一、预后

病灶经手术切除，肺内已无病灶，临床上判定为治愈。

二、后续治疗

继续维持手术前用抗结核药物治疗，出院后并用两种口服的抗结核药物每 3 月拍 X 线胸片复查 1 次，一般至少用药半年。

三、出院医嘱

1. 全休 2 个月。
2. 长期随访。
3. 继续遵医嘱抗结核治疗。

病例教学

女性，59 岁，5 年前受凉后低热、咳嗽、咳白色黏痰，给予抗生素及祛痰治疗，1 个月后症状不见好转，体重逐渐下降，后拍 X 线胸片诊断为"浸润型肺结核"，肌注链霉素 1 个月，口服利福平、异烟肼 3 个月，症状逐渐减轻，遂自行停药，此后一直咳嗽，少量白痰，未再复查胸片。2 个月前劳累后咳嗽加重，少量咯血伴低热、盗汗、胸闷、乏力又来诊。病后进食少，二便正常，睡眠稍差。查体：T37.4℃，P94 次/分，R22 次/分，BP130/80mmHg，一般稍弱，无皮疹，浅表淋巴结未触及，巩膜不黄，气管居中，双上肺呼吸音稍减低，并闻及少量湿啰音。化验：血 Hb110g/L，WBC4.5×10^9/L，N53%，L47%，PLT210×10^9/L，ESR35mm/h。

问题

1. 最可能的诊断及诊断依据。
2. 鉴别诊断是什么？
3. 进一步需要做什么检查？
4. 治疗原则是什么？

答案

1. **学习目的：肺结核的诊断及诊断依据。**

诊断：肺结核（浸润型？慢性纤维空洞型？）

诊断依据：

(1) 5年结核病史，治疗不彻底，近2个月来加重伴咯血、红细胞沉降率快。

(2) 查体：有低热，两肺上部有异常体征。

2. **学习目的：肺结核的鉴别诊断。**

(1) 肺癌：中心型在肺门处有结节影或有肺门纵隔淋巴结转移，需与淋巴结核鉴别；周围型在肺周围有小片浸润、结节，需与结核球或结核浸润性病灶鉴别。不能确诊时应剖胸探查。

(2) 肺炎：肺部非细菌性（支原体、病毒、过敏）肺炎常显示斑片影，与早期浸润性肺结核的表现相似；而细菌性肺炎出现大叶性病变时可与结核性干酪肺炎相混淆，都需鉴别。与炎症鉴别一般不先用抗结核治疗，而先抗感染治疗。

(3) 肺脓肿：浸润型肺结核如有空洞常需与肺脓肿鉴别，慢纤洞型需与慢性肺脓肿鉴别。

(4) 慢性支气管炎：常与慢纤洞患者症状相似，但X线与痰菌检查易于鉴别。

3. **学习目的：肺结核的进一步检查项目。**

(1) X线胸片和胸部CT。

(2) 从痰中找结核分枝杆菌，必要时经纤维支气管镜取分泌物找结核分枝杆菌，支气管内膜活检，血清结核抗体检测。

4. **学习目的：肺结核的治疗原则。**

(1) 正规抗结核治疗，坚持规则、适量、足疗程治疗，联合用药，注意肝功能。

(2) 暂不需要外科治疗。

（高　志）

第4章

食管疾病

第一节 食管憩室

概述

食管憩室（diverticulum of esophagus）是食管黏膜从食管腔向外突出的囊袋，其内腔与食管腔相连。食管憩室有多种分类方法：按发病机制可分内压性和牵引性憩室；按发生部位可分咽食管憩室（Zenker 憩室）、食管中段憩室和膈上食管憩室；按食管憩室壁机构可分真性和假性食管憩室。

咽食管憩室最常见，约占 60%，其病因一般认为咽部的 Kilian 三角区较薄弱，吞咽时咽下缩肌收缩与环咽肌松弛不协调，咽部食管腔压力增高，使食管黏膜经薄弱处突出形成憩室。食管中段憩室大多由于气管或支气管旁淋巴结炎症或结核，引起粘连收缩将局部食管壁向外牵拉形成憩室。膈上憩室占食管憩室 10%~20%，发生的确切原因不明，大多数患者合并有食管运动功能异常，多数学者认为，由食管下段有功能性或机械性梗阻使食管腔内压力增加造成。

入院评估

一、病史询问要点

1. 咽食管憩室　多见于 50 岁以上的患者。初期可无症状，随着憩室增大出现明显吞咽困难及潴留于憩室内腐臭食物反流，饮水吞咽时颈部可闻及"喀卡"声，食物反流入肺内，可引起肺部感染，憩室可继发感染、出血、穿孔等并发症。

2. 食管中段憩室　多数患者无症状，常在 X 线钡餐检查时偶然发现，憩室较大或有炎症时可有不同程度的胸痛及吞咽困难。

3. 膈上憩室　因膈上憩室多合并有食管裂孔疝和胃食管反流，症状常常与之难于鉴别；最常见症状为胸骨后闷胀、烧灼感；平卧或夜间憩室内容物反流至口内，为憩室特征性症状。

二、体格检查要点

1. **胸部正侧位 X 线胸片** 了解胸部一般状况。咽食管憩室和膈上憩室偶可见憩室内有液平面。

2. **食管钡餐造影** 食管钡餐检查可见钡剂进入憩室，即可明确诊断。另外也可发现其他合并疾病。

三、分析门诊资料

食管憩室通过食管钡餐检查，即可得到临床诊断，并应根据患者的全身状况和食管憩室部位、大小、并发症等决定是否外科手术治疗。

四、继续检查项目

1. **纤维食管镜检查** 对于咽食管憩室纤维食管镜检查不应列为常规检查，因为检查中食管镜可误入憩室，易造成穿孔的危险。内镜检查可以确定憩室有无炎症、溃疡、癌肿以及中段憩室是否合并憩室－支气管瘘等。

2. **食管功能性检查** 食管测压检查则应与食管运动功能紊乱、贲门失弛缓等疾病相鉴别。

3. **心肺功能检查**

4. **腹部彩色超声检查**

五、门诊医嘱

无法接受外科手术切除患者，可以采用门诊内科保守治疗。

病情分析

一、初步诊断

根据患者的症状、体征及食管钡餐检查，即可得到初步诊断，但要与食管其他疾病相鉴别。

二、鉴别诊断

1. **反流性食管炎** 有类似食管癌的早期症状，如刺痛及灼痛。早期由于炎症刺激致使食管痉挛，有轻度间断性的吞咽困难，伴有吞咽疼痛；病情进一步发展导致食管管腔狭窄，出现持续性吞咽困难。反流性食管炎 X 线检查食管黏膜正常，炎症较重时需行食管镜检查，可见食管入口处有较多的唾液和酸性胃液，食管黏膜呈红斑样充血水肿，食管壁出现糜烂。应根据病史、症状并结合食管镜活检病理学检查等与食管癌进行鉴别。

2. 食管瘢痕狭窄　一般具有吞服腐蚀剂的病史，X线钡餐表现为线状狭窄。

3. 贲门失弛缓症　多见年轻人，病程较长，吞咽困难呈间断性，发病时进流质饮食出现困难，一旦缓解可以正常饮食。由于狭窄段上段食管高度扩张，因此X线检查食管末端狭窄呈鸟嘴状，黏膜光滑。

4. 食管癌　食管憩室与食管癌的鉴别比较容易，但食管憩室有癌变可能，因此术前应注意，防止漏诊。

治疗计划

一、治疗原则

咽食管憩室原则以外科手术治疗为主；而对于体积小、无症状的食管中段憩室不需要外科治疗。膈上憩室憩室如有症状，可以先考虑内科治疗，如体位引流和食管扩张治疗。对于保守治疗效果不佳，症状进行性加重或憩室体积明显增大应行手术治疗，如有合并贲门失弛缓或食管裂孔疝等一应处理。其手术的方法有：憩室切除术，憩室悬吊术，憩室黏膜内翻缝合术，环咽肌切开或憩室合并切除术。

二、外科治疗方法

1. 适应证及禁忌证　对体积明显增大、症状逐渐加重以及有并发症的咽食管憩室均应手术切除。咽食管憩室较小，健康情况不宜手术者可用非手术治疗。食管中段憩室，如果憩室较大，排空不畅，有食物和分泌物聚集，表现有严重症状，或憩室明显增大，怀疑有恶变者，应限期手术治疗。而绝大多数无症状、较小、牵出型憩室无需手术治疗。膈上憩室手术治疗适用于症状呈进行性发展且症状较重者，以及憩室体积显著增大者，同时合并有需外科处理的其他食管疾病者。症状不明显，体积小于3cm的患者不需手术治疗。

2. 术前准备　除一般食管外科常规准备之外，术前要明确：憩室的位置、大小和类型以及并存的食管和胃的其他疾病。而对于较大残存内容物的憩室，可采用体位排空或饮水冲洗方法，以减少憩室内容物。

3. 手术入路及特点

(1) 咽食管憩室：手术入路应根据术前检查确定憩室部位来选择，一般80%患者的憩室多偏向左侧，可以行左胸锁乳突肌前缘斜或横切口。

(2) 食管中段憩室：根据憩室位置偏向左侧或右侧，采取左侧或右侧胸部入路。

(3) 膈上憩室：手术宜经左侧进胸入路，可便于游离、旋转食管下段，切除憩室，在切除憩室后对伴发食管贲门失弛缓或食管裂孔疝等其他疾病的处理也较方便。另外，对单存的膈上憩室也有采用经腹部入路方法，以降低手术的创伤。

(4) 注意要点：咽食管憩室手术治疗的主要目的是通过环咽肌切开术以解除环咽肌共济失调，去除吞咽困难和憩室形成的原因。小的憩室可不必切除，环咽肌纵行完全切断后，食管黏膜充分松解后从肌层牵开处膨出，憩室会自动消失并与膨出的食管黏膜融合。较大的憩室可以同时切除。膈上憩室切除时注意食管黏膜不宜切除过多，以防止术后食管狭窄。另外需特别注意的是，此类憩室多合并有食管其他疾病，在手术时应相应加以治疗。

三、术前医嘱

(一) 长期医嘱

+ 胸外科护理常规，三级护理
+ 健康教育：禁烟，口腔卫生，呼吸功能锻炼
+ 饮食：根据患者情况可给予普通饮食、半流食

(二) 临时医嘱（包括术前医嘱）

+ 血、尿、便常规
+ 血生化、PT、肝功、输血前8项检查
+ X线胸部正侧位、CT、心电图、B超检查、肺功能检查
+ 术前1~2天进流质饮食
+ 备皮、备血800~1000ml
+ 术前12h禁食、4h禁饮，术前晚及术日晨清洁灌肠
+ 术晨留置胃管
+ 抗生素皮试
+ 苯巴比妥0.1g，im（术前0.5h）

+ 阿托品 0.5mg，im（术前 0.5h）

术后观察及处理

一、一般处理

1. 持续心电多功能仪监测生命体征。
2. 体位 患者未清醒时，取平卧位或半卧位。
3. 饮食和输液 术后禁食 3~5 天，胃肠蠕动恢复后可逐渐进流食、半流食、普食。术后禁食期间可静脉补充水及电解质，加强营养。
4. 持续胃肠减压。
5. 胸腔闭式引流。
6. 留置尿管。
7. 记录 24h 出入量。
8. 吸氧。
9. 抗生素预防感染。

二、并发症的预防及处理

1. 咽食管憩室术后效果较好，术后常见并发症有病变处的渗漏、瘘管形成、脓肿和血肿形成。对上述并发症处理措施应多用引流，换敷料，应用抗生素控制局部炎症等。
2. 食管中段和膈上憩室的主要并发症为缝合部位发生瘘。为减少瘘的发生，憩室切除后宜作两层缝合。其处理原则见食管癌章节。
3. 食管狭窄、食管憩室切除时黏膜切除过多，术后可造成食管腔狭窄，患者出现吞咽困难症状。

三、术后医嘱

（一）术后长期医嘱

+ 胸外科常规护理，特级护理
+ 禁食水，半卧位
+ 胃肠减压
+ 保留胸腔闭式引流，记录出入量
+ 保留导尿会阴冲洗（女性）
+ 中心静脉导管护理
+ 持续心电多功能监护
+ 吸氧，雾化吸入 2 次/日

- 5%葡萄糖注射液 500ml
- 抗生素
- 肠内或肠外 TPN

(二) 术后临时医嘱
- 测血压、脉搏、呼吸，q30min×8 次
- 止血药物
- 血气分析
- 血液生化检查
- 血常规检查
- 床旁 X 线胸片

出院小结

一、预后

预后良好。

二、后续治疗

无特殊后续治疗。

三、出院医嘱

1. 不定期随访。
2. 合理饮食。

病例教学

患者，男性，57岁，主诉近半年来出现进食哽咽，偶伴有呕吐，呕吐物具有腐臭味，饮水吞咽时颈部可闻及"喀卡"声。既往偶出现肺部感染。

问题

1. 应考虑患有何种疾病？
2. 需进一步进行哪些检查及其表现？

答案

1. **学习目的：列出咽部食管憩室常见症状。**

咽食管憩室的主要症状是吞咽困难，偶伴有呕吐隔夜食物，并有明显腐臭味，饮水吞咽时颈部可闻及"喀卡"声。反流误吸肺部常出现肺部感染等并发症。

2. **学习目的：列出咽食管憩室检查项目。**

(1) 食管钡餐造影：食管钡餐检查可见钡剂进入憩室，即可

明确诊断。

(2) 胸部X线：了解是否合并肺部感染。

(3) 食管镜检查：可见颈部食管侧壁有憩室口，此项检查有导致憩室穿孔危险，不宜作为常规检查项目。

第二节 食管平滑肌瘤

概述

食管平滑肌瘤是常见的食管良性肿瘤，占全部食管良性肿瘤的70%。多见于男性，男女之比1.9～3∶1，好发年龄20～50岁之间，也可见任何年龄段。可发生食管任何部位，以食管中、下段多见。食管平滑肌瘤起源于食管固有肌层，肿瘤多呈圆形、椭圆形，也有不规则形，大小2～5cm多见，小的不到1cm，大的可达10cm以上。其恶性变的比例较少，有报告约0.24%。

入院评估

一、病史询问要点

1. 吞咽困难 瘤体较小的患者无明显症状，多因其他疾病行钡餐或胃镜检查时发现。当瘤体较大时出现吞咽不畅或吞咽困难，吞咽困难的程度轻重不一，多数轻微，并有间断发作特点。与食管癌的进行性吞咽困难显著不同。

2. 胸部疼痛或不适 是较常见的症状，疼痛性质无特征性，多为钝痛、酸痛或不适，部位可出现在胸背部、剑突下、上腹部。

3. 消化功能紊乱 可表现为胃灼热、反酸、嗳气、腹胀、恶心等消化功能紊乱。

二、体格检查要点

1. 胸部X线 胸部正、侧位胸片中有部分病例可见肿瘤阴影，约有1.8%的病例肌瘤影中可见钙化斑。

2. 食管钡餐造影 显示充盈缺损，边缘光滑锐利，表面黏膜完整。

三、分析门诊资料

本病根据食管钡餐检查多可得到初步诊断，必要时行内镜检查即可确诊。对于较小的食管平滑肌瘤，无明显症状者，无需治疗，可定期随访。如瘤体较大，症状明显，考虑外科手术治疗。

四、继续检查项目

1. 纤维食管镜检查　可见圆形、椭圆形或不规则形黏膜下肿物，向腔内隆起，表面黏膜光滑，皱襞消失。当患者深呼吸或吞咽时，可见肿物上下移动。一般禁止行活检，防止黏膜受损与肿瘤粘连，在行黏膜外肿瘤摘除术时导致黏膜破损，增加并发症的机会。

2. CT检查　表现为食管腔外、黏膜下基层内实质性肿块。CT检查有助于与黏膜下生长为主的食管癌相鉴别。

3. 超声内镜检查（endoscopic ultrasonography, EUS）　EUS检查可清楚显示食管的分层结构，可以准确诊断黏膜及黏膜下病变，也能鉴别食管腔外压迫病变。其对食管平滑肌瘤的诊断准确率达97%～100%。

4. 心肺功能检查

5. 腹部彩色超声

五、门诊医嘱

根据患者症状和瘤体大小决定随诊或手术治疗。

病情分析

一、初步诊断

根据患者的症状、体征及食管钡餐检查，即可得到初步诊断，并进一步行其他相关检查，与食管其他疾病相鉴别。

二、鉴别诊断

食管平滑肌瘤应与食管癌及食管外肿块压迫食管相鉴别。一般通过CT、MRI、内镜、内镜超声检查即可鉴别。

治疗计划

一、治疗原则

食管平滑肌瘤在确诊后，一般均应手术治疗。瘤体直径小于1cm且无症状者可定期随访观察。

二、外科治疗方法

1. 适应证及禁忌证　①适应证：症状明显，瘤体较大者，肿瘤性质不易确定，不能排除恶变者。②禁忌证：年老或合并严重心肺疾病无法耐受手术者。

2. 术前准备　术前准备同一般食管癌手术准备。术前应根据X线检查和内镜所见以确定肿瘤部位，可术前留置胃管术中判断肿瘤位置。

3. 手术入路及特点　手术入路应根据肿瘤的位置决定。上、中段食管平滑肌瘤行右侧开胸；下段食管平滑肌瘤行左侧开胸；颈段者行左侧胸锁乳突肌前缘切口。

4. 注意要点　食管平滑肌瘤手术方式为肿瘤摘除术，术中要准确判断肿瘤的位置，在剥离肿瘤时尽可能避免食管黏膜损伤，可用留置胃管进行破损试验，如怀疑有损伤，应进行黏膜修补。巨大食管平滑肌瘤，如术中食管壁损伤范围较大、无法修复或有恶变者，应作食管部分切除及食管重建术。

5. 各种手术入路的优缺点　食管平滑肌瘤的手术常规侧开胸入路或前外侧小切口，目前在电视胸腔镜下或结合术中食管镜定位技术切除食管平滑肌瘤的手术已逐渐开展，其优点是具有损伤小，恢复快，尤其适合肿瘤体积较小和高龄的食管平滑肌瘤患者。

三、术前医嘱

（一）长期医嘱

+ 胸外科护理常规，三级护理
+ 健康教育：禁烟，口腔卫生，呼吸功能锻炼
+ 饮食：根据患者情况可给予普通饮食、半流食

（二）临时医嘱

+ 血、尿、便常规
+ 血生化、PT、肝功、输血前8项检查
+ X线胸部正侧位、CT、心电图、B超检查、肺功能检查
+ 备皮、备血800~1000ml
+ 术前12h禁食、4h禁饮，术前晚及术日晨清洁灌肠
+ 术晨留置胃管
+ 抗生素皮试
+ 苯巴比妥0.1g，im（术前0.5h）
+ 阿托品0.5mg，im（术前0.5h）

术后观察及处理

一、一般处理

1. 持续心电多功能仪监测生命体征。
2. 体位 患者未清醒时，取平卧位或半卧位。
3. 饮食和输液 术后禁食3天，胃肠蠕动恢复后可逐渐进流食、半流食、普食。术中黏膜破损患者，禁食5~7天，术后禁食期间可静脉补充水及电解质，加强营养。
4. 持续胃肠减压 胃肠蠕动功能恢复后，拔除胃管。
5. 胸腔闭式引流。
6. 留置尿管。
7. 记录24h出入量。
8. 吸氧。
9. 抗生素预防感染。

二、并发症的预防及处理

1. 食管瘘 食管平滑肌瘤术后一般并发症很少，与胸外科开胸术后并发症类似。其主要并发症是术中食管黏膜损伤，导致术后食管瘘。其处理原则与食管癌术后吻合口瘘相同。
2. 食管狭窄 由于食管壁受到损伤及食管愈合后瘢痕挛缩，可出现食管狭窄，采用食管扩张治疗多可痊愈。

三、术后医嘱

(一) 术后长期医嘱

+ 胸外科常规护理，特级护理
+ 禁食水，半卧位
+ 胃肠减压
+ 保留胸腔闭式引流，记录出入量
+ 保留导尿会阴冲洗（女性）
+ 中心静脉导管护理
+ 持续心电多功能监护
+ 吸氧、雾化吸入，bid
+ 5%葡萄糖注射液 500ml
+ 抗生素
+ 补液

（二）术后临时医嘱
- 测血压、脉搏、呼吸，q30min×8 次
- 止血药物
- 血气分析
- 血液生化检查
- 血常规检查
- 床旁 X 线胸片

出院小结
一、预后
预后良好。
二、后续治疗
无特殊后续治疗。
三、出院医嘱
1. 不定期随访。
2. 合理饮食。

病例教学
患者，女性，36 岁，主诉近 1 年来间断出现进食哽咽，既往偶有嗳气和反酸，无其他疾病病史。
问题
1. 根据症状应首先考虑患有何种疾病？
2. 食管平滑肌瘤检查注意事项？
答案
1. 学习目的：列出引起吞咽困难的常见疾病以及症状的鉴别。
根据患者年龄、症状及病程特点，考虑患食管平滑肌瘤可能性较大。
具有吞咽困难症状的常见疾病有：食管癌、贲门失弛缓、食管平滑肌瘤。
（1）食管癌：进行性吞咽困难为食管癌的典型症状。
（2）贲门失弛缓症：吞咽困难时轻时重，重时无法进食水，轻时吞咽困难可完全缓解，并常伴有呕吐等症状。常与精神因素及进食生冷刺激性食物有关。
（3）食管平滑肌瘤：瘤体较小的患者，无明显症状，多因其

他疾病行钡餐或胃镜检查时发现。当瘤体较大时出现吞咽不畅或吞咽困难，吞咽困难的程度轻重不一，多数轻微，并有间断发作特点。

2. 学习目的：食管平滑肌瘤检查几点注意事项。

(1) 食管钡餐造影：显示充盈缺损，边缘光滑锐利，表面黏膜完整。

(2) 纤维食管镜检查：可见圆形、椭圆形或不规则形黏膜下肿物，向腔内隆起，表面黏膜光滑，皱襞消失。当患者深呼吸或吞咽时，可见肿物上下移动。一般禁行活检，防止黏膜受损与肿瘤粘连，在行黏膜外肿瘤摘除术时导致黏膜破损，增加并发症的机会。

(3) CT检查：表现为食管腔外、黏膜下基层内实质性肿块。CT检查有助于与黏膜下生长为主的食管癌相鉴别。

(4) 超声内镜检查：可清楚显示食管的分层结构，可以准确诊断黏膜及黏膜下病变，也能鉴别食管腔外压迫病变。其对食管平滑肌瘤的诊断准确率达97%～100%。

第三节 贲门失弛缓症

概述

贲门失弛缓症（achalasia of the cardia）是最常见的食管功能性疾病，也称之为贲门痉挛（cardiospasm）。其病因尚不清楚，一般认为是食管肌层Auerbach神经节细胞变性、减少或缺乏以及副交感神经分布缺陷，导致食管神经肌肉功能障碍所致的疾病，其主要特征是食管壁蠕动和张力减弱，食管下端括约肌高压和对吞咽动作的松弛反应减弱，食管腔内食物滞留，引起食管炎及溃疡，甚至发生癌变。

入院评估

一、病史询问要点

1. 发病年龄　多见于20～50岁青壮年，男女发病大致相等，常与精神因素及进食生冷刺激性食物有关。

2. 主要症状是吞咽困难　时轻时重，重时无法进食水，轻时吞咽困难可完全缓解。到疾病后期，食管炎症瘢痕性狭窄其吞咽困难可为持续性。

3. 呕吐　多在进食后 20～30min 内发生，呕吐物为前一餐或隔夜食物。

4. 体重明显减轻　长期重症患者进食困难可导致体重明显减轻、贫血等营养不良体征。

5. 肺部感染　食物反流误吸等可导致肺炎、肺脓肿等肺部感染症状。

二、体格检查要点

1. 胸部正侧位 X 线胸片　了解胸部一般状况，有无肺部感染等其他疾病。

2. 食管钡餐造影　典型 X 线表现为食管扩张，食管蠕动减弱，食管末端狭窄呈鸟嘴状，狭窄部黏膜光滑。程度严重者食管腔高度增粗，延长迂曲呈"S"形，状如乙状结肠。

3. 纤维食管镜检查　食管镜检查可确定诊断，排除食管瘢痕狭窄和食管肿瘤。可见食管上段有食物和液体潴留，食管下端及贲门持续紧闭，注气也不开放，内镜通过有阻力，一般稍加用力即能进入胃腔。

4. 常规检查外周血可发现贫血，有吸入性肺炎时可有感染血象、白细胞计数增高和中性粒细胞增高。

三、分析门诊资料

对于入院前的贲门失弛缓症患者，大多通过食管钡餐和食管镜检查，即可得到临床诊断，应根据患者的全身状态和病程长短，决定是否采用外科手术治疗。

四、继续检查项目

食管动力学检查：有助于明确诊断。食管下端高压区的压力常为正常人的 2 倍以上，吞咽时下段食管和括约肌压力不下降。中上段食管腔压力亦高于正常。食管体部压力高于正常，吞咽时整个食管出现微弱的、同时发生的重复收缩波，无相应的蠕动波，上部食管括约肌正常，下部食管括约肌于吞咽后不松弛，而静息压保持正常。

五、门诊医嘱

根据病程长短及轻重程度选择保守或外科手术治疗。

病情分析

一、初步诊断

根据病史特点、食管钡餐及食管动力学检查即可得到初步诊断。

二、鉴别诊断

1. **食管癌、贲门癌** 癌性食管狭窄的X线特征为局部黏膜破坏和紊乱，食管镜检查可明确诊断。

2. **反流性食管炎** 早期由于炎症刺激致使食管痉挛，有轻度间断性的吞咽困难，伴有吞咽疼痛；病情进一步发展导致食管腔狭窄，出现持续性吞咽困难。反流性食管炎X线检查示食管黏膜正常，炎症较重时需行食管镜检查，可见食管入口处有较多的唾液和酸性胃液，食管黏膜呈红斑样充血水肿，食管壁出现糜烂。贲门失弛缓症由于狭窄段上段食管高度扩张，因此X线检查食管末端狭窄呈鸟嘴状，黏膜光滑。

3. **食管瘢痕狭窄** 一般具有吞服腐蚀剂的病史，X线钡餐为线状狭窄。

4. **食管憩室** 本病常有吞咽不适、胸骨后疼痛等表现，一般通过食管钡餐检查即可鉴别，X线为黏膜光滑向食管腔外突出的袋状龛影。

三、临床分期

Henderson等将食管扩张分为三级：Ⅰ级（轻度），食管直径小于4cm；Ⅱ级（中度），食管直径4～6cm；Ⅲ级（重度），食管直径大于6cm，甚至弯曲呈S形。

治疗计划

一、治疗原则

早期轻度患者适合保守内科或食管扩张治疗；中重度患者或保守治疗无效患者应积极外科手术治疗。

二、治疗方法

1. **药物治疗** 适合于早期轻度患者。可服用解痉或镇静剂。舌下含服硝酸甘油可解除食管痉挛性疼痛，加速食管排空。

2. **扩张治疗** 药物治疗效果不佳者可试行食管扩张治疗，包括气囊、水囊及硅胶管等方法，扩张效果良好，可达81%左右，但需反复进行，长期效果不稳定，且有食管穿孔、出血等并发症。此方法适用于儿童患者，一般情况差、无法耐受手术或拒绝手术的患者。

3. 外科手术治疗

（1）适应证及禁忌证：对中、重度及食管扩张治疗效果不佳的患者应行手术治疗。手术禁忌证一般包括有严重的脏器功能不全无法承受手术者。

（2）手术方法：手术方法较多，但目前的贲门肌层切开术（Heller 手术）最为常见。在此基础上，为防止术后反流性食管炎，附加了胃底包绕食管末端 360°（Nissen 手术）、270°（Belsey 手术）、180°（Hill 手术），或将胃底缝合在食管腹段前壁（Dor 手术）。

（3）术前准备：除一般食管外科术前准备外，应注意以下情况：①营养不良应给予营养支持，纠正水电解质紊乱；②对于有明显贫血、血红蛋白少于 8g 者，应及时输血；③充分治疗肺部并发症；④食管高度梗阻有食物潴留，术前 3 天用 3% 温生理盐水或 5% 碳酸氢钠溶液冲洗食管。

（4）手术入路及优缺点：经左胸肋间切口和腹正中切口。目前采用胸部入路较常见，两种切口各有优缺点。左胸切口对暴露贲门比腹部切口好，切开及剥离肌层比较容易且充分，损伤黏膜的机会少，膈肌食管裂孔不受损伤；腹部切口有操作简单，损伤小和术后恢复快的优点，尤其对拟同时行幽门成形术或迷走神经切除者则更为适宜。另外近年有采用胸腔镜或腹腔镜微创治疗方法，进一步降低了手术创伤，对于高龄、一般情况较差的患者也可采用外科治疗。总之，入路的选择也应参考术者熟练程度和习惯。

（5）注意要点：①纵行切开食管下端及贲门前壁肌层，长度一般为 8～10cm，食管端应超过狭窄区，胃端不超过 1～2cm；②肌层切开应完全，使黏膜膨出超过食管周径 1/2；③避免切破黏膜，术毕应进行试漏试验，如有黏膜破损，应进行修补。

三、术前医嘱

（一）长期医嘱

+ 胸外科护理常规
+ 三级护理

- 健康教育：禁烟，口腔卫生，呼吸功能锻炼
- 饮食　根据患者情况可给予普通饮食、半流食或流质饮食。

（二）临时医嘱

血、尿、便常规

- 血生化、PT、肝功、输血前8项检查
- X线胸部正侧位、CT、心电图、B超检查、肺功能检查
- 备皮、备血800～1000ml
- 术晨留置胃管
- 术前12h禁食、4h禁饮，术前晚及术日晨清洁灌肠
- 抗生素皮试
- 苯巴比妥0.1g，im（术前0.5h）
- 阿托品0.5mg，im（术前0.5h）

术后观察及处理

一、一般处理

1. 持续心电多功能仪监测生命体征。
2. 体位　患者未清醒时，取平卧位或半卧位。
3. 饮食和输液　术后禁食3天，胃肠蠕动功能恢复后，可逐渐进流食、半流食、普食。术后禁食期间可静脉补液治疗。
4. 持续胃肠减压。
5. 胸腔闭式引流。
6. 留置尿管。
7. 记录24h出入量。
8. 吸氧。
9. 使用抗生素预防感染。

二、并发症的预防及处理

1. 食管黏膜穿孔　一般术中即能发现食管黏膜穿孔，及时修补、术后胃肠减压很少发生。术中未发现或修补后未愈合，则在术后可发生胸腔感染。发生12h内的早期穿孔可以再次开胸行瘘修补。黏膜穿孔诊断一旦确定应立即禁食、胃肠减压、充分胸腔引流、使用有效抗生素及营养支持。
2. 胃食管反流及反流性食管炎　食管贲门肌层切开术后胃食管反流发生率为30%～50%，患者术后感到胸骨后灼热感或反

酸。可采用内科抑酸和胃动力药物治疗。

3. 术后食管狭窄　由于胃食管反流导致反流性食管炎及食管溃疡，长期不愈，最后导致食管瘢痕性狭窄，患者出现吞咽困难，钡餐见下段食管狭窄。此种并发症大多应切除狭窄段，食管重建。

三、术后医嘱

（一）术后长期医嘱
+ 胸外科护理常规
+ 特级护理
+ 禁食水
+ 半卧位
+ 记录出入量
+ 保留导尿
+ 会阴冲洗（女性）
+ 保留胸腔闭式引流
+ 胃肠减压
+ 中心静脉导管护理
+ 持续心电多功能监护
+ 吸氧
+ 雾化吸入，bid
+ 5%葡萄糖注射液 500ml
+ 抗生素
+ 补液

（二）术后临时医嘱
+ 测血压、脉搏、呼吸，q30min×8 次
+ 止血药物
+ 血气分析
+ 血液生化检查
+ 血常规检查
+ 床旁 X 线胸片

出院小结

一、预后

贲门失弛缓症术后大多可解除吞咽困难症状，但有极少数患

者（约6%）仍有持续下咽困难，常因肌层切开不完全或切开太短所致。另外，少数患者可出现反酸及反流性食管炎，长期不愈，最后导致食管瘢痕性狭窄。

二、后续治疗

近期内可给予胃动力药物治疗。

三、出院医嘱

1. 随访3～6个月。

2. 少食多餐，合理膳食。

病例教学

患者，男，58岁，主因间断吞咽困难20余年，加重伴呕吐1周入院。患者20余年前于情绪波动或劳累后出现进硬食后饱胀感，饮水后可消失。9年前出现仰卧位睡眠后反流黄绿色食物残渣，伴呕吐，呕吐物无酸臭。1周前患者上述症状加重，进食后觉食物在食管内留置，饮水后亦不能改善，伴呕吐，为非喷射性。呕吐物为白色黏液，带泡沫，略有腐败气味，每天量约1000ml左右。上消化道钡餐造影：食管明显扩张，管径约为7.5cm，其内可见大量潴留液。服钡餐后观食管胃连接处管腔变窄呈鸟嘴状，壁光滑，黏膜规则无破坏，钡剂通过明显受阻，仅少量钡剂进入胃内。

问题

1. 应考虑患有何种疾病？

2. 需进一步进行哪些检查？

3. 采取何种治疗方式？

答案

1. **学习目的**：列出引起吞咽困难的常见疾病。

反流性食管炎、食管瘢痕狭窄、食管良性肿瘤、食管憩室。

2. **学习目的**：列出消化道梗阻检查项目。

食管钡餐造影、食管镜、胸部X线、胸部CT、食管内镜超声。

3. **学习目的**：掌握贲门失弛缓症治疗方法及适应证。

(1) 药物治疗：适合早期轻度患者，可服用解痉或镇静剂。

(2) 扩张治疗：药物治疗效果不佳者可试行食管扩张治疗，

包括气囊、水囊及硅胶管等方法，扩张效果良好，可达81%左右，但需反复进行，长期效果不稳定，且有食管穿孔、出血等并发症。此方法适用于儿童患者、一般情况差、无法耐受手术或拒绝手术的患者。

（3）外科治疗：对中、重度及食管扩张治疗效果不佳的患者应行手术治疗。其术式以贲门肌层切开术（Heller手术）最为常见。

第四节 食管癌

概述

食管癌是食管黏膜上皮发生的癌变，绝大多数为鳞状上皮癌，腺癌约占5%左右，小细胞未分化癌偶见。食管癌是我国高发肿瘤之一，其发生率和死亡率占恶性肿瘤的第2位，具有明显的地域差异，我国以太行山地区、秦岭东部地区、大别山地区、四川北部地区、闽南和广东潮汕地区、苏北地区为高发区。食管癌的流行病学特点：具有较为突出的家族聚集现象和区域差异。其病因目前尚不完全清楚，可能与进含有亚硝胺食物、粗糙和过热的食物、长期饮酒等不良饮食习惯有关；还可能与遗传因素、基因突变、营养不良及微量元素缺乏有关。另外，食管的慢性炎症、贲门失弛缓症及胃食管长期反流引起的Barrett食管等均有癌变的危险。

入院评估

一、病史询问要点

1. 发病年龄以40岁以上中老年常见，男性多于女性。
2. 进行性吞咽困难　是中晚期食管癌典型临床表现。
3. 呕吐　管腔高度梗阻，梗阻上段食管扩张，食物及口腔黏液潴留，呕吐常在进食后引起，吐出大量黏液和食物。
4. 体重明显减轻
5. 胸背部疼痛
6. 声音嘶哑
7. 进食呛咳

二、体格检查要点

1. 胸部正侧位X线胸片　了解胸部一般状况，偶可见肿瘤软组织阴影。

2. 食管钡餐造影　早期食管癌的X线表现为局限性食管黏膜皱襞增粗、中断，小的充盈缺损及浅的小龛影，食管壁僵硬。中晚期则可见不同程度的管腔狭窄，不规则的充盈缺损，黏膜破坏。肿瘤巨大时可见软组织块影。

3. **纤维食管镜检查**　纤维食管镜检查是诊断食管癌的可靠方法，可以直接观察病变状态和病变部位，同时可以组织活检病理检查。早期食管癌内镜下可见食管黏膜局限性充血、糜烂、斑块状隆起，黏膜皱襞中断。早期在镜下不易确诊，可采用1‰～2‰甲苯胺蓝或3‰～5‰Lugol碘液行黏膜染色。前者正常黏膜不染色，癌组织着蓝色；后者正常黏膜染成黑色或棕绿色，肿瘤组织不着色。中晚期食管癌镜下表现为菜花状、覃状、肉芽装、息肉状肿物，质脆，触之易出血，管腔狭窄，黏膜破坏。

4. **脱落细胞学检查**　早期食管癌或高发区健康体检可采用食管拉网检查。

5. **局部淋巴结检查**　食管癌最常见的转移途径是淋巴结转移，其中晚期患者可出现锁骨上或颈部淋巴结转移。

6. **心电图检查**　了解心脏状况。

7. **肺功能检查**　了解肺功能状况。

三、门诊资料分析

对于入院前的食管癌患者，大多通过食管钡餐和食管镜检查，得到临床病理学诊断，应根据患者的全身状态和肿瘤分期状况，决定外科手术治疗或放化疗。

四、继续检查项目

1. **CT检查**　能显示食管癌向管腔外侵蚀范围及淋巴结转移状况，同时可以了解肺内状况，提高食管癌的TNM分期的准确性，对判断能否手术切除提供信息。

2. **食管超声内镜检查**　超声内镜检查可以判断肿瘤侵犯深度、食管周围组织及结构有无受累以及食管旁局部淋巴结转移情况。

3. **放射性核素检查**　全身核素扫描可有助于了解是否有骨转移情况。

4. 支气管镜检查 位于食管中段或上段晚期食管癌，肿瘤向外生长可侵及左主支气管或气管膜部，导致患者出现刺激性咳嗽，如肿瘤穿孔时可出现饮水或进食呛咳。支气管镜可了解支气管或气管受侵状况。

五、门诊医嘱

无法接受外科手术切除患者，可以采用门诊放射治疗。

病情分析

一、初步诊断

中老年患者进行性吞咽困难，接受食管钡餐检查及食管镜检查，通过组织活检病理学检查，即可获得食管癌诊断。确切的病理学诊断以及食管癌的 TNM 分期需行术后切除标本的进一步详细检查。早期食管癌的临床症状以及内镜检查所见常不典型，尤其在组织学检查出现食管黏膜不典型增生情况，易于造成漏诊。对于此类患者应提高警惕，如难于确诊，要严密随访。

二、鉴别诊断

1. 反流性食管炎 有类似食管癌的早期症状，如刺痛及灼痛；早期由于炎症刺激致使食管痉挛，有轻度间断性的吞咽困难，伴有吞咽疼痛；病情进一步发展导致食管管腔狭窄，出现持续性吞咽困难。反流性食管炎 X 线检查食管黏膜正常，炎症较重时需行食管镜检查，可见食管入口处有较多的唾液和酸性胃液，食管黏膜呈红斑样充血水肿，食管壁出现糜烂。应根据病史、症状并结合食管镜活检病理学检查等与食管癌进行鉴别。

2. 食管瘢痕狭窄 一般具有吞服腐蚀剂的病史，X 线钡餐检查表现为线状狭窄。

3. 贲门失弛缓症 多见年轻人，病程较长，吞咽困难呈间断性，发病时进流质饮食出现困难，一旦缓解可以正常饮食。由于狭窄段上段食管高度扩张，因此 X 线检查食管末端狭窄呈鸟嘴状，黏膜光滑。

4. 食管良性肿瘤 常见的是食管平滑肌瘤，X 线检查见食管呈外压性隆起，黏膜光滑。

5. 食管憩室 本病常有吞咽不适、胸骨后疼痛等表现，一般通过食管钡餐检查即可鉴别，X 线为黏膜光滑向食管腔外突出的袋装龛影。

三、临床分期

食管癌的分期包括国内分期、国际的美国癌症联合委员会（AJCC）和国际抗癌联盟（UICC）的分期系统。目前我国已完全采用国际分期，2009年AJCC与UICC联合制订的食管癌TNM分期标准，将恶性肿瘤按肿瘤大小（T）、区域淋巴结转移（N）和远处转移（M）情况进行分期，是目前国际通用的决定癌症病期、选择治疗方案、判断预后、比较疗效的"金标准"。

表1 食管癌国际TNM分期标准第7版（2009）的原发肿瘤（T）、区域淋巴结（N）及远处转移（M）分级

T分级
  T_x 原发肿瘤不能确定
  T_0 无原发肿瘤证据
  T_{is} 高度不典型增生（腺癌无法确定原位癌）
  T_{1a} 肿瘤侵及黏膜固有层
  T_{1b} 肿瘤侵及黏膜下层
  T_2 肿瘤侵及固有肌层
  T_3 肿瘤侵及纤维膜
  T_{4a} 肿瘤侵及胸膜、心包、膈肌
  T_{4b} 肿瘤侵及其他邻近器官

N分级
  N_x 区域淋巴结无法确定
  N_0 无区域淋巴结转移
  N_{1a} 1～2个区域淋巴结转移
  N_{1b} 3～5个区域淋巴结转移
  N_2 6～9个区域淋巴结转移
  N_3 ≥10个区域淋巴结转移

M分级[#]
  M_x 远处转移无法确定
  M_0 无远处转移
  M_1 有远处转移

[#] 锁骨上淋巴结和腹腔动脉干淋巴结不属于区域淋巴结，而为远处转移。

治疗计划

一、治疗原则

外科治疗是食管癌首选的治疗方法。随着外科操作技术及围术期处理提高,其术后并发症发生率和死亡率明显下降。对于早期局限于黏膜层病变小于1.0cm可考虑内镜下病灶切除术。Ⅰ、Ⅱ、Ⅲ期尽可能采取根治性切除,对于较晚期肿瘤不能切除的患者可以采用放射治疗或放疗加化学治疗方法。部分患者治疗后若分期下降应可考虑手术切除,但尽可能避免姑息性切除。

二、治疗方法

1. 手术治疗

(1) 适应证及禁忌证:对于早期及中期食管癌患者、通过术前评估肿瘤可切除,患者一般状况良好、各脏器功能可以耐受手术,无远处转移,应积极采用外科手术治疗。早期食管癌在有条件的医院,可行内镜下食管黏膜切除术。对于Ⅲ期以下患者,一般不应将肿瘤长度作为手术的唯一因素,需结合肿瘤对周围组织及脏器的累积情况综合考虑。对于中段食管癌病变超过10cm、上段食管癌超过8cm者可先做术前半量放疗,再评估手术可行性。手术禁忌证包括:肿瘤范围广泛或侵及相邻的重要器官,如气管、支气管、纵隔、心脏和大血管等,肿瘤已发生远处转移,有严重的脏器功能不全无法承受手术者。

(2) 术前准备:食管癌大多为高龄患者,术前应进行充分准备。如合并高血压要给予降压治疗;合并糖尿病者严格控制血糖;营养不良应给予营养支持;对于有明显贫血、血红蛋白低于8g者,应及时输血;食管高度梗阻有食物潴留者术前3天用温生理盐水冲洗;如行结肠移植术术前3天开始进少渣饮食,并口服抗生素减少肠道细菌繁殖,术前日当天行口服法清洁肠道准备;术前2周必须禁烟,注意口腔卫生及呼吸功能锻炼。

(3) 手术入路及特点:①经左胸肋间切口。此术式适于中、下段食管癌,单个切口即可完成手术,如需颈部吻合可加颈部切口。②经右胸食管癌切除颈部吻合术。适于中、上段食管癌,特别是肿瘤位于主动脉弓后的患者,此术式需加腹部切口,经腹将胃通过食管裂孔提至右胸与食管吻合，即二切口方法。③若病变部位偏高，切除食管较长时，应加颈部切口行食管胃颈部吻合，即三切口方法。目前对于中段以上的食管癌多主张采用三切口方法，另外，由于食管吻合器的应用，经左胸或右胸食管胃行胸膜顶吻合，可以减少颈部吻合比例。

(4) 注意要点：外科治疗原则是最大降低手术创伤，彻底切除病变组织。二者达到最佳平衡是外科医生义务和责任。微创伤外科现今得到大家共识，手术入路的选择也应遵循这一原则。如目前多采用小切口经肋间进胸，胸腔镜食管癌切除等。入路的选择也应参考术者熟练程度和习惯。

(5) 各种手术入路的优缺点：经左胸入路优点是可减少腹部切口，降低损伤，对下段食管癌暴露良好，分离胃网膜及清扫胃周围淋巴结比较容易，主动脉显露较好，不易发生误伤；缺点是单个切口行弓上手工吻合其手术视野狭小，操作相对不便，对于主动脉弓后病变切除困难。右胸入路优点是手术操作方便，手术视野显露良好，行颈部吻合可减少胸腔内吻合口瘘的风险；缺点是相对于左胸入路创伤增加，术中需调整体位。

2. 放射治疗

(1) 适应证及禁忌证：食管癌大多为鳞状上皮癌，对放射治疗比较敏感，由于照射后肿瘤缩小并停止生长，可降低分期，提高手术切除率，因此可在手术前行放射治疗；肿瘤周围区域若存在手术无法彻底切除残存或微型病灶，术后对该区域进行放射治疗，降低术后局部肿瘤复发率。前者称为术前辅助放射治疗，后者称为术后辅助放射治疗。辅助放射治疗剂量一般采用45～55Gy照射。对于不能手术切除或术后复发患者，采用根治性放射治疗，放射剂量一般采用50～80Gy。对于非局限性食管癌而吞咽困难较重不能接受根治性放疗患者，也可以考虑姑息性放射治疗，以减轻吞咽困难症状，改善生活质量。而目前有证据显示放、化疗联合应用优于单独放疗。患者一般状况较差（如Karnofsky评分低于50）、存在严重并发症、脏器功能不全、肿瘤侵及大的血管、食管气管瘘等患者，不适于放射治疗。

(2) 注意要点：食管癌患者一般营养状况较差，需要积极的营养支持。放射治疗后1~2周,食管壁组织出现水肿、黏膜脱落,可使一些患者出现吞咽困难,可给予止痛药及口服局部麻醉剂对症处理。放射治疗具有抑制骨髓造血,白细胞低于$3\times10^6/L$,应给予重组集落细胞刺激因子等药物治疗。放射治疗可出现放射性脏器损伤等副作用,因此在放疗过程中应予以重视,照射野准确定位,给予适时的放射剂量。目前三维适时放射治疗可减少脏器放射性损伤。

3. 化学治疗

(1) 适应证及禁忌证:食管癌对化疗药物敏感性差,化疗作为食管癌综合治疗手段以弥补手术和放疗的不足,并可作为放疗的增敏剂,化疗方案一般采用两药联合。化疗目前适于远处出现转移与放疗同步或非同步联合治疗,以及与手术和放疗联合的综合治疗。其禁忌证同其他化学治疗。

(2) 注意要点:对食管癌化疗有效药物有氟尿嘧啶(5-FU)、丝裂霉素、博来霉素、长春新碱等,铂类药物的疗效最为肯定。近年来一些新药如紫杉醇、多西紫杉醇、吉西他滨、伊立替康等药物也应用于临床。化疗期间应定期检查血象,注意药物副反应,必要时给予处理。

三、术前医嘱

(一) 长期医嘱

+ 胸外科护理常规
+ 三级护理
+ 健康教育:禁烟,口腔卫生,呼吸功能锻炼
+ 饮食:根据患者吞咽困难程度及是否合并糖尿病,可给予普通饮食、半流食或流质饮食、糖尿病饮食

(二) 临时医嘱

+ 血、尿、便常规
+ 血生化、PT、肝功、输血前8项检查
+ X线胸部正侧位、CT、心电图、B超检查、肺功能检查
+ 备皮、备血800~1000ml
+ 术晨留置胃管。
+ 术前12h禁食、4h禁饮,术前晚及术日晨清洁灌肠

- 抗生素皮试
- 苯巴比妥 0.1g，im（术前 0.5h）
- 阿托品 0.5mg，im（术前 0.5h）

术后观察及处理

一、一般处理

1. 持续心电多功能仪监测生命体征。
2. 体位　患者未清醒时，取平卧位或半卧位。
3. 饮食和输液　术后禁食 5～7 天，此后可逐渐进流食、半流食、普食。术后禁食期间可采用静脉全胃肠外营养（TPN）治疗。如术中已置入十二指肠营养管，术后第 1 日可肠内 TPN 治疗。
4. 持续胃肠减压。
5. 胸腔闭式引流。
6. 留置尿管。
7. 记录 24h 出入量。
8. 吸氧。
9. 使用抗生素预防感染。

二、并发症的预防及处理

1. 吻合口瘘　颈部吻合口瘘对患者生命不造成威胁，经引流和伤口换药多能愈合；胸内吻合口或胃残端瘘其死亡率较高，手工吻合瘘的发生率 5% 左右，器械吻合瘘的发生率 0.5% 左右。发生 3 日内的早期瘘可以再次开胸行瘘修补或瘘口切除消化管重建。胸内吻合口瘘多发生在术后 5～10 天，患者出现呼吸困难、胸闷、胸痛，术后体温降至正常后再次出现高热，重者可出现感染性中毒性休克等症状。血常规检查白细胞和中性粒细胞增高。X 线检查有液气胸征，口服泛影葡胺可见从食管腔外溢，口服美兰等染料可见从胸引管流出。纵隔瘘患者的症状和体征往往不典型，口服造影剂同时行 CT 检查可以明确诊断。吻合口瘘诊断一旦确定应立即禁食、胃肠减压、充分胸腔引流、使用有效抗生素及营养支持，必要时可以考虑食管带膜支架置入治疗。吻合口瘘的发生原因比较复杂，因素很多，一般认为与年龄、全身状况、吻合操作技术的熟练程度、术中损伤食管或胃壁的血运、缝合不全、吻合口张力过大、术后消化管梗阻或胃肠减压管不通导致胃过度膨胀、胸腔及吻合口周围感染等有关。围术期需注意以上问题加以预防。

2. 肺部并发症　食管癌患者多为年老体弱，部分合并慢性支气管炎、肺气肿等导致呼吸功能低下；术中肺萎陷时间过长，吸痰不彻底；术后伤口疼痛使呼吸运动受限、排痰不利等皆可导致术后肺炎、肺不张等并发症的发生，病情进展可导致呼吸功能衰竭。肺部并发症目前是食管癌术后最常见的并发症，预防要点首先是术前充分准备，营养不良者给予营养支持，呼吸功能欠佳者应积极改善呼吸功能。术后加强呼吸道护理，适当给予止痛治疗，协助和鼓励患者排痰，做呼吸运动，可以静脉应用排痰药物，常规呼吸道雾化，若痰液黏稠或无力咳出应行鼻导管吸痰，必要时支气管镜吸痰，同时根据痰培养选择敏感有效的抗生素。

3. 乳糜胸　术中损伤胸导管，大量乳糜液流入胸腔，临床表现患者自觉胸闷、气急、心慌，胸腔大量积液或胸腔引流出大量乳糜样液体。如引流量每日小于 500ml，有持续减少迹象，可采用低脂饮食，维持水电解质平衡及营养支持等保守治疗。如有大量引流液应积极开胸行胸导管结扎术。本并发症多见于中上段食管癌手术患者，预防的关键是术中提高避免胸导管损伤意识，必要时同期行胸导管结扎。

4. 单纯脓胸　单纯脓胸的发生率不高，往往易与吻合口瘘导致胸腔感染相混淆。单纯性脓胸多发生于术后 1 周左右，胸腔积液形成包裹，其症状较吻合口瘘性脓胸轻。在排除吻合口瘘后胸腔穿刺可以确诊，治疗按脓胸原则处理。预防原则是严格术中无菌操作，减少消化道内容物导致术中污染，选用有效抗生素，合并糖尿病患者术前应严格控制血糖。

5. 吻合口狭窄　吻合口狭窄是食管癌术后常见并发症，近年采用器械吻合有增加趋势。多数发生在术后 1～2 个月，再次出现吞咽困难，经食管钡餐造影和食管镜检查即可确诊。在排除吻合口肿瘤复发后可采用内镜下食管扩张术治疗，大多可得到缓解。手工吻合时尽可能做到吻合口大小合适，器械吻合时尽可能不要采用吻合口包埋。

三、术后医嘱
（一）术后长期医嘱
+ 胸外科护理常规
+ 特级护理
+ 禁食水
+ 半卧位
+ 记录出入量
+ 保留导尿
+ 会阴冲洗（女性）
+ 保留胸腔闭式引流
+ 胃肠减压
+ 中心静脉导管护理
+ 持续心电多功能监护
+ 吸氧
+ 雾化吸入，bid
+ 抗生素
+ 肠内或肠外TPN

（二）术后临时医嘱
+ 测血压、脉搏、呼吸，q30min×8次
+ 止血药物
+ 血气分析
+ 血液生化检查
+ 血常规检查
+ 床旁X线胸片

出院小结

一、预后

食管癌手术切除的预后受很多因素影响，患者的TNM分期、手术切除范围是否达到根治、肿瘤浸润深度、是否有淋巴结转移及其转移数目是手术后的长期预后重要指标。其总体5年生存率30%左右，早期食管癌术后5年生存率可达90%。

二、后续治疗

可进行免疫治疗及中医中药治疗。

三、出院医嘱
1. 随访 3~6 个月。
2. 少食多餐,合理膳食。

病例教学

患者,男性,68 岁,主诉近 3 个月来出现进行性吞咽困难,体重明显减轻。既往偶有反酸,无其他疾病病史。

问题

1. 应考虑患有何种疾病?
2. 需进一步进行哪些检查?
3. 如确诊为食管癌,如何制订治疗计划?

答案

1. **学习目的**:列出引起吞咽困难的常见疾病。

反流性食管炎、贲门失弛缓、食管瘢痕狭窄、食管良性肿瘤、食管憩室

2. **学习目的**:列出消化道梗阻检查项目。

食管钡餐造影、食管镜、胸部 X 线、胸部 CT、食管内镜超声

3. **学习目的**:掌握食管癌的治疗原则。

对于早期局限于黏膜层病变小于 1.0cm 者可考虑内镜下病灶切除术;Ⅰ、Ⅱ、Ⅲ期患者,通过术前评估肿瘤可切除;患者一般状况良好,各脏器功能可以耐受手术,无远处转移,应积极采用外科手术治疗。肿瘤范围广泛或侵及相邻的重要器官,如气管、支气管、纵隔、心脏和大血管等,或肿瘤已发生远处转移,有严重的脏器功能不全无法承受手术者,应列为手术禁忌证。对于较晚期肿瘤不能切除的患者可以采用放射治疗或放疗加化学治疗方法,其中部分患者治疗后若分期下降应考虑手术切除,但尽可能避免姑息性切除。

(田 锋)

第 5 章

纵隔疾病

概述

纵隔是位于两侧胸膜腔之间的组织结构与器官的总称。纵隔内发生的肿瘤常常与其所在部位密切相关,因此,为明确纵隔病变部位及诊断,可将纵隔划分为若干分区。目前比较常用的分区为前纵隔、后纵隔和中纵隔的三分区方法。纵隔内组织器官较多,胎生结构来源复杂,纵隔内发生的肿瘤种类繁多,既有原发和转移性肿瘤,又有良性和恶性肿瘤。对于原发纵隔肿瘤和囊肿一般可分为神经源性肿瘤和间质性肿瘤两大类。最常见的纵隔肿瘤有:

1. 畸胎类肿瘤 包括畸胎瘤(teratomas)和畸胎皮样囊肿(teratodermoid),多位于前纵隔,为遗留于纵隔内的残存胚芽和迷走的多种组织所发生的肿瘤。在纵隔肿瘤中最为常见,大多为良性肿瘤,恶性占10%左右。畸胎瘤来自三个胚层组织的肿瘤,其内可见皮肤、毛发、肌、骨和软骨、牙齿、各种腺体组织。皮样囊肿为囊性肿瘤,常以外胚层组织为主。

2. 神经源性肿瘤(neurogenic tumors) 多位于后纵隔,占纵隔肿瘤的15%~30%。大部分为良性肿瘤,分为神经鞘瘤、神经纤维瘤和神经节细胞瘤。恶性较少见,主要有神经纤维肉瘤和神经母细胞瘤。

3. 胸腺类肿瘤 一般包括胸腺瘤(thymoma)、胸腺癌和胸腺类癌。胸腺瘤最为常见,大多位于前纵隔,少数位于后纵隔。根据病理又分为非侵袭性和侵袭性胸腺瘤。

4. 胸内甲状腺肿(intrathoracic goiters) 大多为颈部甲状腺肿向下延伸或坠入,少数为胚胎发育期遗留的迷走甲状腺组织发展成为甲状腺肿。多位于前纵隔,占纵隔肿瘤的5.3%。

5. 气管、支气管囊肿(tracheal and bronchogenic cysts) 属先天性疾病,起源于胚胎期支气管副芽的变异,与支气管分隔而形成囊肿。多位于中纵隔。

6. 心包囊肿（pericardial cysts） 胚胎时期原始心包腔未融合或胚胎胸膜不正常折叠所形成，多位于纵隔。

入院评估

一、病史询问要点

1. 纵隔肿瘤的临床表现多样，肿瘤较小无症状，多由体检发现。随着肿瘤增大而产生压迫及侵犯邻近组织的症状及一些全身症状。而某些全身症状如重症肌无力与胸腺瘤有关系。最常见的症状有胸闷、胸痛、咳嗽、气促及发热。

2. 肿瘤压迫和侵袭引起的症状，如上腔静脉综合征、Horner综合征、声嘶、剧烈胸痛。这些表现常常提示肿瘤恶性程度。

3. 纵隔疾病可产生激素或抗体，引起某些特定综合征的全身症状，包括类癌产生促肾上腺皮质激素（ACTH）引起的库欣综合征；纵隔甲状腺肿引起甲状腺功能亢进症状；甲状旁腺瘤引起继发性高血钙；嗜铬细胞瘤引起的高血压等。

4. 约 1/3 的胸腺瘤有两个或以上的伴随疾病，如重症肌无力、红细胞再生障碍、再生障碍性贫血、低丙球蛋白血症、系统性红斑狼疮等。

二、体格检查要点

1. 胸部正侧位片 可显示纵隔肿瘤和囊肿的部位、形态、大小、密度及有无钙化。根据胸部 X 线表现，多数纵隔肿瘤和囊肿均可获得初步诊断。

2. CT 是纵隔肿瘤或囊肿诊断及鉴别诊断的有效方法，能够比较详细评估肿瘤大小、密度、与周围组织（或器官）的关系。CT 可以帮助判断肿瘤的性质，如肿瘤内有无液体、脂肪、钙化、骨质等；并能显示组织间隙的改变，有无周围脏器侵犯；评估手术切除可能性；还能意外发现胸膜或肺转移的证据。

3. B 超检查 可确定纵隔肿块的性质，实性或囊性。

4. 局部淋巴结 晚期恶性纵隔肿瘤常出现浅表淋巴结转移，体检时应充分注意全身浅表淋巴结检查。

三、门诊资料分析

原发纵隔肿瘤不论良性和恶性，只要无明确的远处转移和呼吸循环功能障碍,都应及早剖胸探查手术。

四、继续检查项目

1. MRI 检查　较 CT 可更清楚地显示纵隔内病变,由于纵隔内血管、脂肪和软组织在 MRI 上信号强度不同,从而提供了良好的对比,有助于纵隔肿瘤和囊肿的定性和鉴别诊断。MRI 可提供肿块与周围组织解剖关系的准确信息以及该肿块的侵袭性和恶性程度的信息;能可靠鉴别纵隔肿瘤和来自于心血管系统的纵隔包块,如动脉瘤、动脉血管扩张和心脏血管结构异位等;判断神经源性肿瘤有无椎管内或硬脊膜内扩展。

2. 活体组织检查　对临床高度怀疑恶性,或与转移性肺癌、淋巴瘤、结节病等鉴别较困难,临床处理原则有所不同的纵隔肿瘤,可以采用 CT 或 B 超及纵隔镜等手段,进行活体组织病理学检查,以确定治疗方案。

3. 肿瘤标志物　年轻的纵隔肿瘤患者应检查血清 AFP 和 β-HCG,以除外前纵隔的恶性生殖细胞肿瘤。

4. 血液系统检查　胸腺瘤可有各种伴随疾病,对于这些情况应进行血液系统和免疫学相关检查。

五、门诊医嘱

根据初步诊断和患者的一般情况决定住院手术治疗或放、化疗。

病情分析

一、初步诊断

根据病史特点及影像学检查即可得到初步诊断。

二、鉴别诊断

1. 纵隔型肺癌　纵隔型肺癌是肺癌的一种特殊类型,影像上与纵隔关系密切,与纵隔占位病变十分相似,临床上有些也不典型,容易误诊为纵隔肿瘤。肺癌有咳嗽、痰中带血等呼吸系统症状,一般通过支气管镜或经皮肺活检即可鉴别。

2. 纵隔淋巴结核　多见于儿童或青少年,常无症状,少数伴有低热、盗汗等结核中毒症状。X 线表现有周围结节病灶,病灶本身有钙化等。可做结核分枝杆菌素试验等检查。

3. 血管疾病　血管系统疾病如主动脉瘤,多见年龄较大患者,体检时可闻及血管杂音,行 CT、MRI 检查即可鉴别,必要时行主动脉造影可明确诊断。

三、胸腺瘤的临床分期和分型

1981 年,Masaoka 等在此分期基础上,将胸腺瘤分为四期。Ⅰ期:肿瘤包膜完整,显微镜下未见包膜受侵;ⅡA期:术中肉眼见肿瘤侵及周围脂肪组织或纵隔胸膜;ⅡB期:显微镜下肿瘤侵及包膜;Ⅲ期:肿瘤侵及周围器官(如心包、大血管、肺等);ⅣA期:有胸膜或心包转移;ⅣB期:有淋巴或血行远处转移。其中Ⅰ期为非浸润性胸腺,ⅡA~Ⅳ期为浸润型胸腺瘤。

为了使胸腺瘤的组织学分型能更好地与疾病的侵袭性及预后联系起来,1999 年 WHO 制订了一种最新的胸腺上皮肿瘤分类法,它采用 Muller-Hermelink 分类法,并根据上皮细胞形态及淋巴细胞与上皮细胞的比例进行分类,将胸腺瘤分为 A、B、AB 三型。A 型肿瘤由梭形肿瘤上皮细胞构成,不含非典型或肿瘤淋巴细胞;B 型肿瘤由圆形上皮样细胞组成;AB 型为二者混合表现,与 A 型相似,但含肿瘤淋巴细胞。根据上皮细胞成比例地增加和非典型肿瘤细胞的出现,又将 B 型肿瘤分成 3 种亚型:B1 型、B2 型、B3 型。所有的胸腺癌为 C 型。B2、B3 型肿瘤侵袭性较高,患者生存期较短。

治疗计划

一、治疗原则

原发性纵隔肿瘤及囊肿,除淋巴瘤等部分恶性肿瘤适用放射治疗或化疗外。不论良性和恶性,绝大多数纵隔肿瘤只要无其他禁忌证,均需手术治疗。如属良性肿瘤和囊肿,则可择期手术,甚至较小肿瘤可以短期随诊,如出现变化再考虑手术。疑有恶性可能或瘤体较大以及出现并发症的患者,则应尽早手术。对于部分恶性纵隔肿瘤术前考虑切除比较困难患者,可先行放化疗治疗,再行评估是否可以接受手术治疗。总之,纵隔的良性肿瘤外科手术是第一选择,而纵隔恶性肿瘤的治疗原则是以手术、放疗和化疗的综合治疗。

二、治疗方法

1. 放射治疗　纵隔肿瘤的放射治疗,适用于晚期无法手术治疗及术前和术后的辅助治疗。胸腺瘤放疗是仅次于手术的有效治疗方法，对于Ⅱ期以上的胸腺瘤，尤其是未完全切除的浸润型胸腺瘤，术前适量的放疗可提高手术切除率，术后给予放疗可减少肿瘤的术后复发，减缓晚期肿瘤的发展，提高患者生存率。精原细胞瘤对放射治疗敏感，是放射治疗可治愈的肿瘤，故应首选放射治疗。

2. 化学治疗 对于淋巴瘤、非精原细胞瘤等某些纵隔恶性肿瘤，化疗是首选方法；对巨大恶性胸腺肿瘤，可术前诱导化疗，缩小肿瘤体积，提高手术切除率；浸润性胸腺瘤或手术未能彻底切除的恶性胸腺瘤，术后应给予辅助放化疗。

3. 手术治疗

(1) 适应证及禁忌证：原发性纵隔肿瘤及囊肿，除淋巴瘤等恶性肿瘤适用放射治疗或化疗外，绝大多数肿瘤，不论良性和恶性，只要无明确的远处转移和呼吸循环功能障碍，都应剖胸探查争取切除肿瘤。胸腺瘤的手术适应证包括：Ⅰ期、Ⅲ期和部分Ⅳ期胸腺瘤；Ⅳ期胸腺瘤行放疗或化疗后，肿瘤明显缩小者；胸膜或肺单个或多个较大转移结节者。

(2) 术前准备：纵隔肿瘤术前准备同常规胸部手术，对于特殊病例需要考虑到术中、术后可能出现的复杂情况，术前应充分准备。对胸腺瘤合并重症肌无力患者，给予抗胆碱酯酶药物或激素。合并上腔静脉综合征者应尽量缩短术前准备时间，以免延误手术时机。对于巨大纵隔肿瘤，长期压迫气管致气管软化，或麻醉诱导过程中肿瘤压迫气管或心脏，插管困难，产生窒息或循环障碍，必要时可行座位插管或清醒插管。如果畸胎瘤或囊肿向肺部穿破，宜采用双腔气管插管，防止术中误吸。

(3) 手术入路及特点：手术经路应根据肿瘤部位、性质、大小，可能侵蚀的毗邻器官及有无并发症而具体设计。以距离肿瘤近，充分暴露瘤体，显露满意，手术操作方便为原则。常用手术入路有：前外侧或后外侧切口，胸骨正中切口，胸骨加前外侧 L 或 T 型切口。位于中、后纵隔肿瘤和巨大肿瘤采用后外侧切口较好，此切口具有视野开阔、显露清楚、解剖关系易辨认、操作方便且易于扩大等优点。对于术中需同时行肺叶切除者也较方便，便于术中意外的处理；对于前纵隔肿瘤，常规是选择正中开胸手术；胸内甲状腺者可取颈部领口状切口，必要时劈开部分胸骨帮助显露；对于瘤体较小的肿瘤可选择小切口或胸腔镜微创手术。

(4) 注意要点：对于较大纵隔肿瘤、视野暴露较差、肿瘤完整切除困难时，可先切除部分瘤体，显露出周围组织关系后再彻底切除。对巨大囊性畸胎瘤可以先行囊内减压或切开囊壁清除内容物，以充分显露视野。对于后纵隔突向椎管内的哑铃型肿瘤，必要时与神经外科医师合作，共同完成肿瘤的切除。对于术中发现纵隔恶性肿瘤已广泛侵犯邻近组织，可姑息性切除或放弃手术，术后辅以放、化疗。对合并重症肌无力的胸腺瘤患者，术前应充分准备，调整好抗胆碱酯酶药物的剂量，术中常规留置胃管，从胃管内给药，保证术中、术后抗胆碱酯酶药物的有效浓度，并彻底切除胸腺及纵隔内的脂肪淋巴组织。

三、术前医嘱

(一) 长期医嘱

+ 胸外科护理常规
+ 三级护理
+ 健康教育（禁烟，口腔卫生，呼吸功能锻炼）
+ 饮食（普通饮食或半流食）

(二) 临时医嘱（包括术前医嘱）

+ 血、尿、便常规
+ 血生化、PT、肝功、输血前8项检查
+ X线胸部正侧位、CT、心电图、B超检查、肺功能检查
+ 备皮、备血 800～1000ml
+ 术前12h禁食、4h禁饮，术前晚及术日晨清洁灌肠
+ 抗生素皮试
+ 苯巴比妥 0.1g，im（术前 0.5h）
+ 阿托品 0.5mg，im（术前 0.5h）

术后观察及处理

一、一般处理

1. 持续心电多功能仪监测生命体征。

2. 体位 患者未清醒时，取平卧位或半卧位。

3. 饮食和输液 术后第一日可进半流食，此后可逐渐进普食。

4. 胸腔闭式引流。

5. 留置尿管。

6. 记录 24h 出入量。

7. 吸氧。

8. 使用抗生素预防感染。

二、并发症的预防及处理

纵隔肿瘤的术后并发症和其他胸外科手术一样，也有诸如出血、血气胸、感染、心律失常等并发症。其预防和处理按常规胸外科的原则。以下是两种特殊情况，应予以高度重视。

1. 神经源性肿瘤 ①椎管内脊髓损伤：后纵隔－椎管内哑铃型神经源性肿瘤，手术时如过度牵拉、钳夹或电刀切割，易导致脊髓损伤、脑脊液漏。术中应谨慎，必要时与神经外科医生一同完成手术。②Horner 征和喉返神经损伤：后纵隔位于脊柱旁的肿瘤切除后，星状神经节损伤而引起的单侧眼球下陷、眼睑下垂、瞳孔缩小及面部无汗，迷走神经损伤可导致喉返神经损伤。术中应加强保护。

2. 胸腺瘤 胸腺瘤合并重症肌无力患者，术后应根据危险因素评分确定是否需要机械通气，此类患者常在术后 48～72h 出现肌无力危象，因此术后必须严密观察，一旦发现立即行气管切开，呼吸机辅助呼吸。由于大多数危重肌无力患者抗胆碱酯酶药物的治疗量和中毒量十分接近，对呼吸危象应正确鉴别，调整药物用量。

3. 胸内甲状腺肿 ①术中喉返神经损伤：手术中尽量从甲状腺被膜内剥离。②甲状旁腺损伤：术中误将甲状旁腺切除或导致严重挫伤，术后 2～3 天出现手足抽搐等症状。术中注意加以保护。术后如发现，应给予钙剂及补充维生素 D_2。③术后呼吸困难或窒息：术中止血彻底，并放置引流，术后严密观察。④气管软化：术中发现气管壁软化时，应将其与颈前部肌群缝合固定，防止术后气管塌陷或发生狭窄。如出现急性呼吸道梗阻症状，立即气管插管或气管切开，保证呼吸道通畅。

三、术后医嘱

(一) 术后长期医嘱
- 胸外科常规护理,特级护理
- 禁食水,半卧位
- 保留胸腔闭式引流,记录出入量
- 保留导尿会阴冲洗(女性)
- 中心静脉导管护理
- 持续心电多功能监护
- 吸氧,雾化吸入,bid
- 5%葡萄糖注射液500ml
- 抗生素

(二) 术后临时医嘱
- 测血压、脉搏、呼吸,q30min×8次
- 止血药物
- 血气分析,血液生化检查,血常规检查
- 床旁X线胸片

出院小结

一、预后

良性纵隔肿瘤预后良好。Ⅱ期和Ⅲ期浸润性胸腺瘤,其5年生存率为60%~70%,10年生存率为40%~50%。胸腺类癌、胸腺癌及恶性畸胎瘤预后较差。

二、后续治疗

Ⅱ期和Ⅲ期浸润性胸腺瘤、胸腺癌及恶性畸胎瘤等术后应给予放化疗等辅助治疗。

三、出院医嘱

随访间隔3~6个月。

病例教学

患者,男性,19岁,2周前体检发现纵隔肿物,无咳嗽、咳痰,无发热,无明显胸背部疼痛症状,无胸闷、面部肌肉、四肢肌无力症状。胸部CT示右前下纵隔占位,肿物大小约15cm×9cm×5cm,密度不均,包膜完整。

问题

1. 应考虑患有何种疾病?
2. 纵隔肿瘤治疗原则?

答案

1. 学习目的：列出前纵隔肿瘤的鉴别诊断。

(1) 畸胎类肿瘤：多位于前纵隔，为遗留于纵隔内的残存胚芽和迷走的多种组织所发生的肿瘤，在纵隔肿瘤中最为常见，大多为良性肿瘤，恶性占10%左右。畸胎瘤来自三个胚层组织的肿瘤，其内可见皮肤、毛发、肌、骨和软骨、牙齿、各种腺体组织。皮样囊肿为囊性肿瘤，常以外胚层组织为主。

(2) 胸腺类肿瘤：一般包括胸腺瘤 (thymoma)、胸腺癌和胸腺类癌。胸腺瘤最为常见，大多位于前纵隔，少数位于后纵隔。根据病理又分为非侵袭性和侵袭性胸腺瘤。良性肿瘤一般包膜完整，某些患者可合并重症肌无力。

(3) 胸内甲状腺肿 (intrathoracic goiters)：大多为颈部甲状腺肿向下延伸或坠入，少数为胚胎发育期遗留的迷走甲状腺组织发展成为甲状腺肿。多位于前纵隔，占纵隔肿瘤的5.3%。

2. 学习目的：掌握纵隔肿瘤治疗原则。

原发性纵隔肿瘤及囊肿，除淋巴瘤等部分恶性肿瘤适用放射治疗或化疗外，不论良性和恶性，绝大多数纵隔肿瘤只要无其他禁忌证，均需手术治疗。如属良性肿瘤和囊肿，则可择期手术，甚至较小肿瘤可以短期随诊，如出现变化再考虑手术。疑有恶性可能或瘤体较大以及出现并发症的患者，则应尽早手术。对于部分恶性纵隔肿瘤术前考虑切除比较困难患者，可先行放化疗治疗，再行评估是否可以接受手术治疗。总之，纵隔的良性肿瘤外科手术是第一选择，而纵隔恶性肿瘤其治疗原则是以手术、放疗和化疗的综合治疗。

(田　锋)